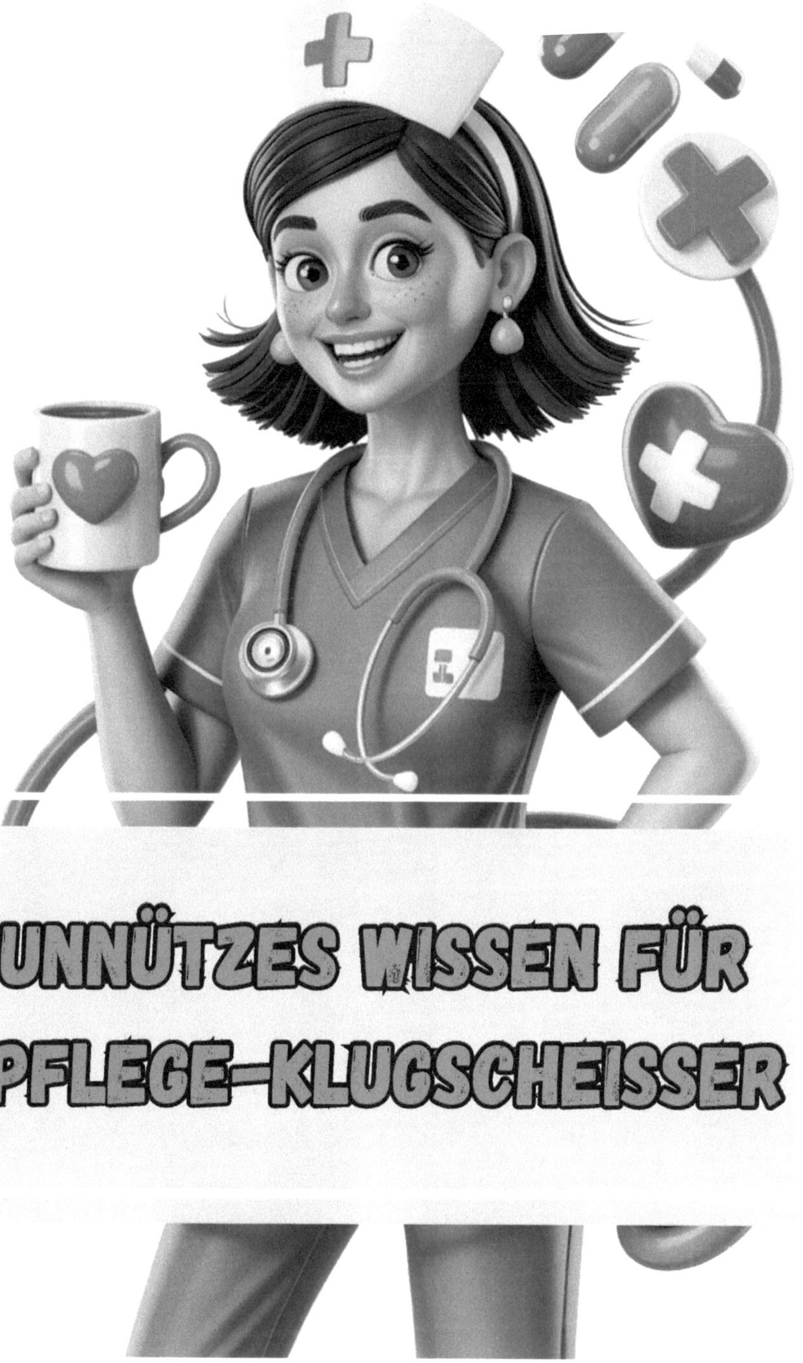

UNNÜTZES WISSEN FÜR PFLEGE-KLUGSCHEISSER

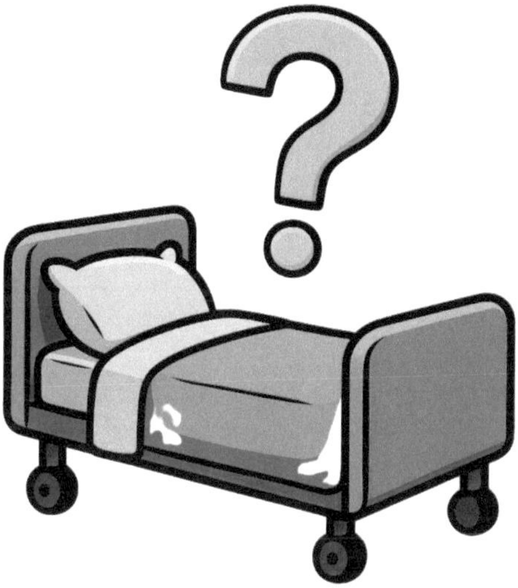

EINSÄTZE, DIE DU NICHT MAL IM NACHTDIENST GLAUBEN WÜRDEST!

DER ROLLATOR AUF ABWEGEN

EIN BEWOHNER MELDETE UM 03:15 UHR, SEIN ROLLATOR SEI „ABGEHAUEN". DIE PFLEGEKRAFT SUCHTE ALLES AB: ZIMMER, FLUR, KANTINE. NICHTS. ERST BEIM FRÜHDIENST STELLTE SICH HERAUS: DER ROLLATOR STAND IM AUFZUG. DER BEWOHNER HATTE IHN „ZUM AUSLÜFTEN" IN DEN FAHRSTUHL GESCHOBEN UND VERGESSEN. KOMMENTAR BEIM FRÜHSTÜCK: „DER MUSSTE MAL ALLEIN KLARKOMMEN."

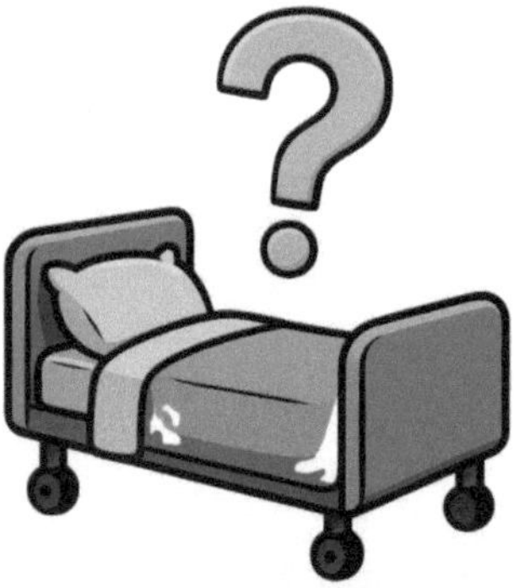

DER BLINDE ALARM (WORTWÖRTLICH)

EIN NOTRUF WURDE AUSGELÖST. DAS SYSTEM SAGTE: ‚ZIMMER 7, NOTFALL". DIE TÜR WAR GESCHLOSSEN, KEIN TON. DIE PFLEGEKRAFT STÜRMTE REIN UND FAND EINE KATZE AUF DEM TISCH SITZEN. DIE BLINDE BEWOHNERIN HATTE DAS TIER AUS LANGEWEILE AUF DEN NOTRUFKNOPF GESETZT. SIE WOLLTE TESTEN, OB NOCH JEMAND NACHTS ARBEITET. ES WAR DIENSTAG. NATÜRLICH TAT ES DAS NICHT.

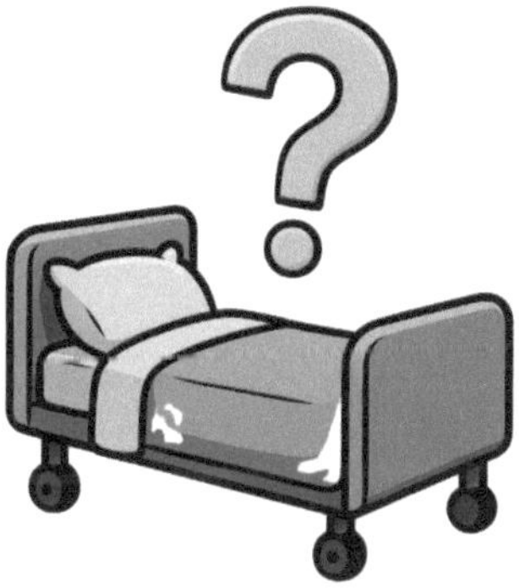

DAS PHANTOM IM NACHTHEMD

MEHRERE KOLLEG:INNEN BERICHTETEN NACHTS VON EINEM UNBEKANNTEN BEWOHNER, DER SCHWEIGEND DURCH DIE FLURE SCHLICH. ZÄHLUNG: KORREKT. ZWEI TAGE SPÄTER STELLTE SICH HERAUS: EIN DEMENZPATIENT VON DER NACHBARSTATION LIEF SEIT WOCHEN BEI UNS MIT. ER MOCHTE UNSEREN KAFFEE LIEBER UND NIEMAND WOLLTE IHN AUFHALTEN, WEIL ER SO HÖFLICH „DANKE“ SAGTE.

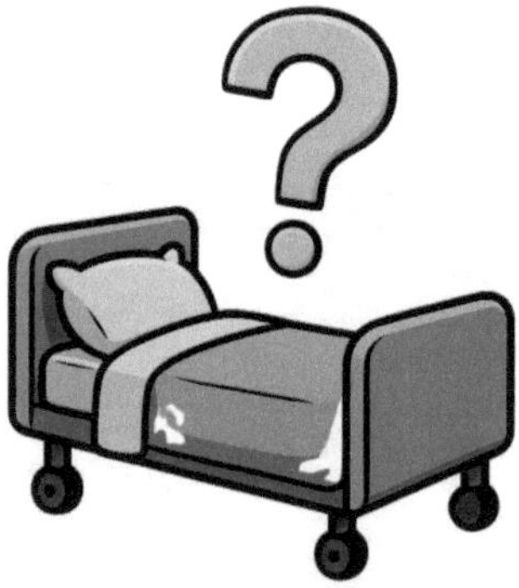

DER NOTRUF AUS DEM FERNSEHER

EIN ZIVILDIENSTLEISTENDER RIEF PANISCH: ‚DA SCHREIT JEMAND UM HILFE – IM WOHNZIMMER!“ NACH MINUTENLANGEM KONTROLLGANG STELLTE SICH HERAUS: ES LIEF EINE MEDIZINISCHE REHA-DOKU AUF RTL. DER SATZ ‚ICH KANN NICHT MEHR, SCHWESTER!“ KAM AUS DEM FERNSEHER. DER ZIVI HAT DANACH NIE WIEDER FERNSEHEN AUF LAUTSTÄRKE 30 GEDULDET.

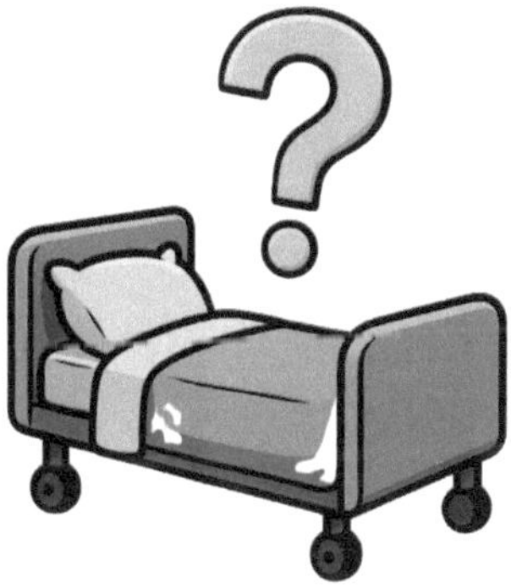

DIE VERSCHOLLENE ZAHNPROTHESE (TEIL 1)

EIN BEWOHNER VERLOR ÜBER NACHT SEINE PROTHESE. GROSSES RÄTSELRATEN, SUCHTRUPP AKTIVIERT. IN DER DOKU STAND: ‚VERDACHT AUF PROTHESENWANDERUNG". AM NÄCHSTEN TAG FAND MAN SIE IM AQUARIUM. DER BEWOHNER ERKLÄRTE TROCKEN: ‚ICH WOLLTE MAL SEHEN, OB DIE FISCHE AUCH MAL WAS ZU KAUEN HABEN." FORTSETZUNG FOLGT, DENN: DIE PROTHESE WANDERTE WEITER.

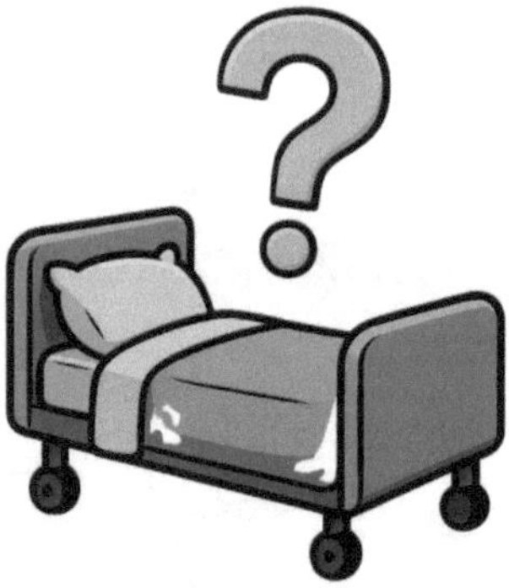

DAS MYSTERIÖSE SUMMEN IM LAGER

EIN AZUBI HÖRTE NACHTS EIN DURCHGEHENDES SUMMEN AUS DEM LAGER. ALLE GERÄTE: AUS. NACH LANGEM SUCHEN ENTDECKTE MAN EINEN EINGESCHALTETEN ELEKTRORASIERER UNTER EINEM STAPEL BETTWÄSCHE. DER HATTE SICH BEIM UMFALLEN SELBST EINGESCHALTET UND LIEF 24 STUNDEN UNBEMERKT. SEITDEM WIRD ER NUR NOCH „DIE HUMMEL" GENANNT.

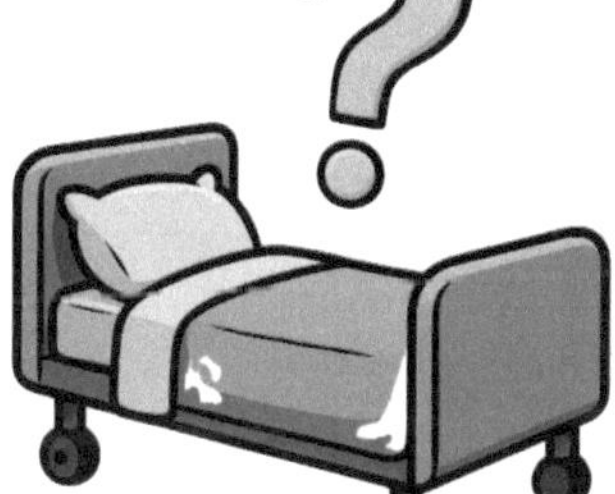

DIE LEBENDE MUMIE

EIN SCHÜLER WOLLTE EINEN BETTLÄGERIGEN BEWOHNER BESONDERS „SICHER UND WARM" ZUDECKEN. ER WICKELTE IHN MITSAMT KOPF IN EINE WÄRMEDECKE, MIT NUR EINEM KLEINEN LOCH ZUM ATMEN. NACHTS ENTDECKTE IHN EINE KOLLEGIN UND DOKUMENTIERTE: „PATIENT VOLLSTÄNDIG EINGEPACKT – ERINNERT OPTISCH AN ÄGYPTISCHES ORIGINAL." KOMMENTAR DES BEWOHNERS: „ENDLICH MAL WARM!"

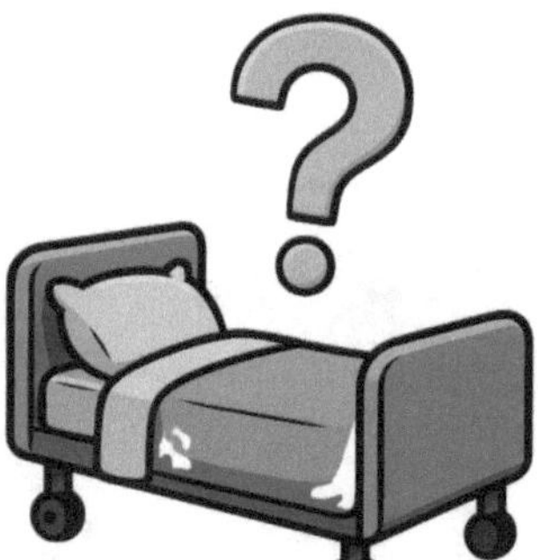

DAS DOKU-WUNDER VON ZIMMER 4

EINE PFLEGEKRAFT TRUG EIN VOLLSTÄNDIGES VITALZEICHEN-SET BEI EINEM BEWOHNER EIN, DER ZWEI TAGE VORHER VERSTORBEN WAR. AUF NACHFRAGE SAGTE SIE: ‚ICH HATTE DEN NAMEN FALSCH KOPIERT, ABER DIE WERTE WAREN GUT.“ DIE PFLEGEDIENSTLEITUNG SCHRIEB HUMORVOLL ZURÜCK: ‚DANN WAR ER EBEN TOPFIT – IM HIMMEL.“ DAS DOKU-SYSTEM SCHICKTE KEINE FEHLERMELDUNG.

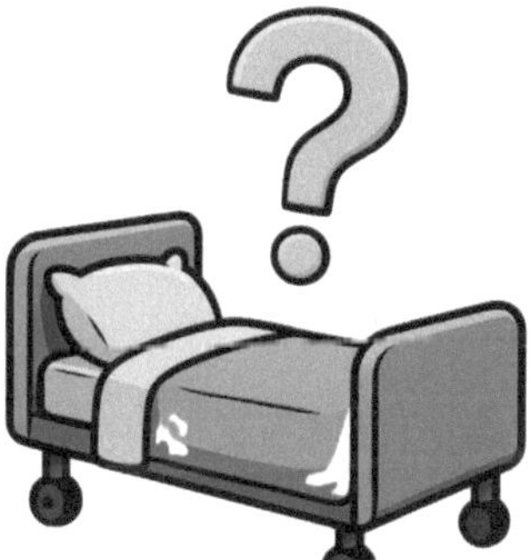

DER JOGHURT MIT ABLAUFDATUM 2003

BEIM AUFRÄUMEN DES KÜHLSCHRANKS EINES BEWOHNERS WURDE EIN JOGHURT ENTDECKT – MHD: 09/2003. DER BEWOHNER SAGTE: ‚DEN HAB ICH FÜR SCHLECHTE ZEITEN AUFGEHOBEN.“ ES WURDE ERNSTHAFT DISKUTIERT, OB MAN DAS TEIL BEIM GUINNESSBUCH MELDEN SOLLTE. NACH INTERNER ABSTIMMUNG WURDE BESCHLOSSEN: ‚DER BLEIBT! IST JETZT STATIONSMASKOTTCHEN.“

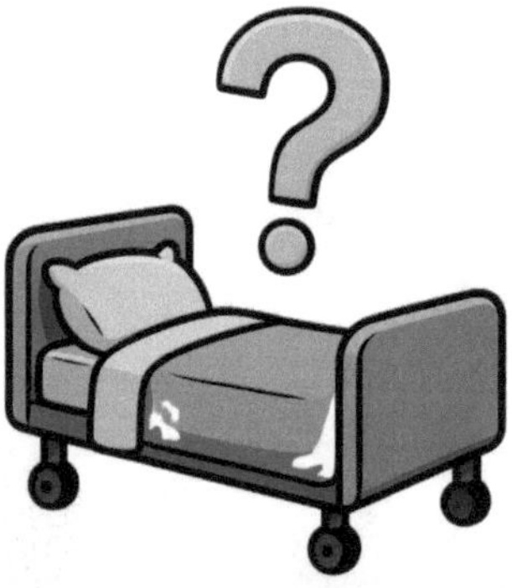

DER SPRECHENDE TOILETTENSTUHL

EIN SELTSAMES PIEPEN UND SPRECHEN KAM NACHTS VOM TOILETTENSTUHL. DIE PFLEGEKRAFT HÖRTE: ‚BITTE SETZEN SIE SICH.“ NACH DURCHSICHT ALLER ELEKTRISCHEN KOMPONENTEN STELLTE SICH HERAUS: EIN SENIORENHANDY MIT SPRACHAUSGABE LAG UNTER DEM SITZ. ES MELDETE BEI BEWEGUNG: ‚EIN ANRUF KOMMT.“ SEITDEM NENNEN ALLE DEN STUHL NUR NOCH ‚TELEFONZENTRALE“.

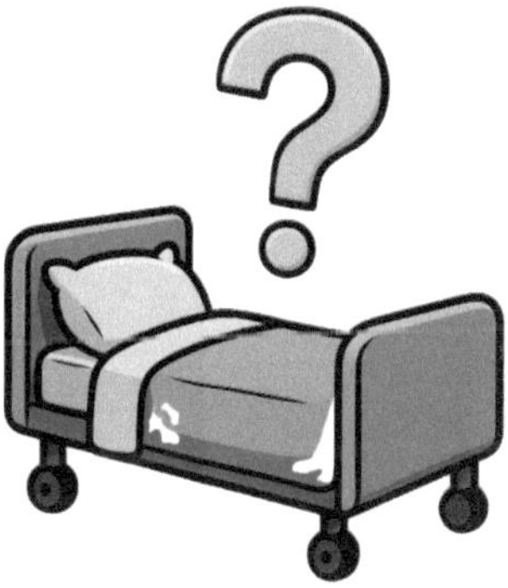

DIE FLASCHENPOST AUS DEM PFLEGEBAD

IM PFLEGEBAD WURDE EINE LEERE SHAMPOO-FLASCHE GEFUNDEN – MIT EINEM ZUSAMMENGEROLLTEN ZETTEL DRIN. DARAUF STAND: „BITTE MEHR WARMES WASSER – GEZ. RÜCKEN VON FRAU M.“ DIE KOLLEGIN MEINTE, DAS SEI „EINE BESCHWERDE IN MARITIMER FORM“. SEITDEM STEHT EIN LEERES GURKENGLAS MIT STIFT IM BAD. FÜR ANONYME MECKERMELDUNGEN.

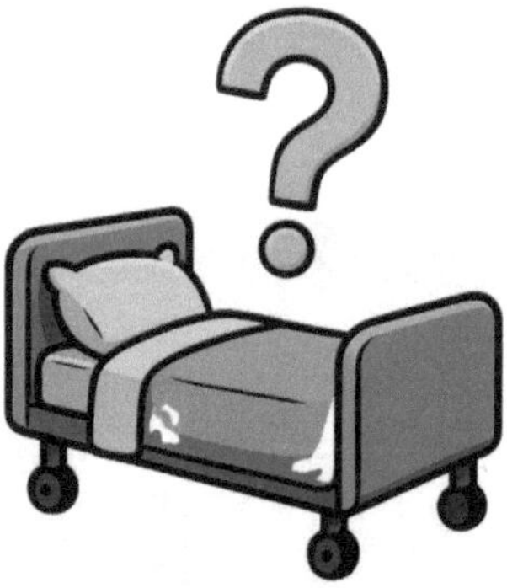

DER KAKAO MIT PFLEGEGRAD

EIN ANGEHÖRIGER BESTAND DARAUF, DASS SEIN VATER TÄGLICH „EINEN GANZ BESTIMMTEN KAKAO“ BEKOMMT – MIT EXAKT 3,5 % FETT. DIE PFLEGEKRAFT WOLLTE HELFEN UND DOKUMENTIERTE: „KAKAO HEUTE LEIDER NUR MIT 1,5 % – BEWOHNER REAGIERT ENTTÄUSCHT.“ AM NÄCHSTEN TAG LAG EIN TETRAPACK MIT „KAKAOWUNSCH“ IM SCHRANK – MIT GRUSSKARTE.

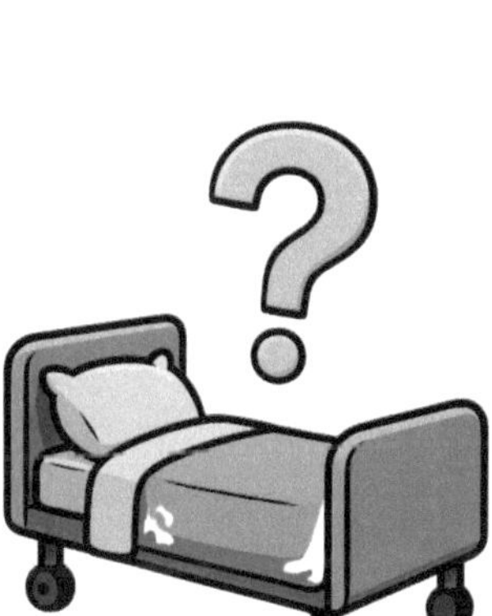

DER DOPPELTE HERR L.

NACH EINEM WECHSEL IN DER ZIMMERBELEGUNG WURDE HERR L. VERSEHENTLICH DOPPELT IN DEN DIENSTPLAN AUFGENOMMEN – EINMAL FÜR ZIMMER 3, EINMAL FÜR 6. ZWEI PFLEGEKRÄFTE GABEN IHM MORGENS DIE MEDIKATION. HERR L. FAND'S SUPER: „SEIT HEUTE LÄUFT ALLES DOPPELT SO GUT!" KEINE NEBENWIRKUNGEN – ABER ERSTAUNLICH WACHER BLICK.

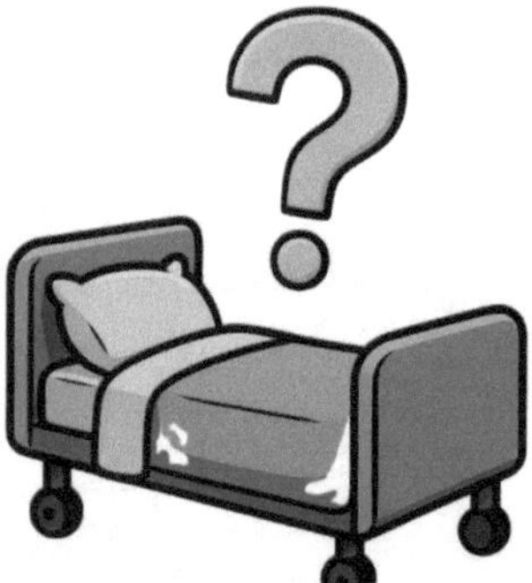

DER FALSCHE PATIENT IM TAXI

EINE PFLEGEKRAFT BESTELLTE EIN TAXI FÜR EINEN ARZTBESUCH. ALS DAS AUTO KAM, STIEG EIN ANDERER BEWOHNER EIN – MIT ROLLATOR UND EINEM HUT, DEN ER ‚NUR FÜR AUSFLÜGE" TRUG. ER FUHR MIT, LIESS SICH DURCH DIE STADT FAHREN UND KAM NACH EINER STUNDE ZURÜCK. KOMMENTAR: ‚ICH WOLLTE EINFACH MAL GUCKEN, OB DAS NOCH KLAPPT."

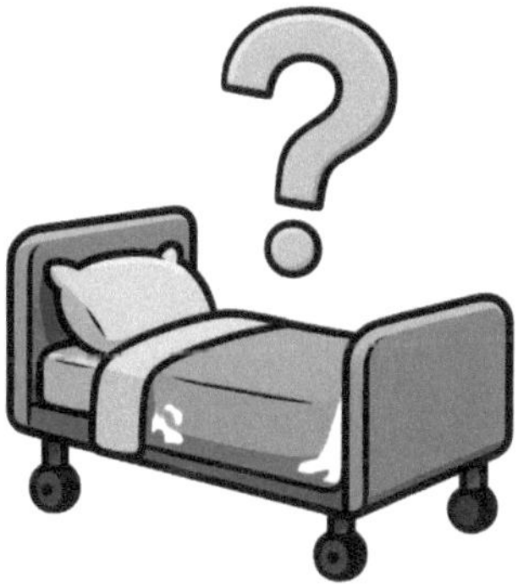

DER FESTGEKLEBTE BETTNACHTTISCH

EIN SCHÜLER MELDETE, DASS DER NACHTTISCH EINES BEWOHNERS „FESTGEWACHSEN" SEI. BEIM VERSUCH, IHN ZU BEWEGEN, BRACH ER FAST AB. TATSÄCHLICH HATTE DER BEWOHNER DEN TISCH MIT DOPPELSEITIGEM KLEBEBAND AN DEN BODEN GEKLEBT – „DAMIT DER NACHTDIENST IHN NICHT WIEDER VERSCHIEBT". DER TISCH HAT SEITDEM HAUSVERBOT BEI DER REINIGUNGSKRAFT.

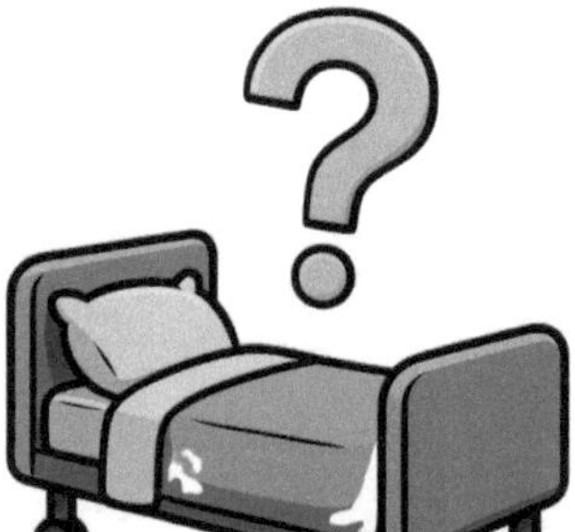

DER NÄCHTLICHE RIEGELKLAU

NACHTSCHICHTKRÄFTE MELDETEN, DASS REGELMÄSSIG SCHOKORIEGEL AUS DEM STATIONSBÜRO VERSCHWINDEN. NACH MONATELANGER SPURENSUCHE MIT KAMERAÜBERWACHUNG WURDE DER TÄTER ENTTARNT: EIN BEWOHNER IM ROLLSTUHL, DER MIT EINEM BESENSTIL UNTER DER TÜR HINDURCH ANGELTE. SEINE REAKTION: „HAB GEDACHT, DAS WÄR FÜR ALLE." JETZT GIBT'S OFFIZIELL RIEGELRUNDE UM 22:00 UHR.

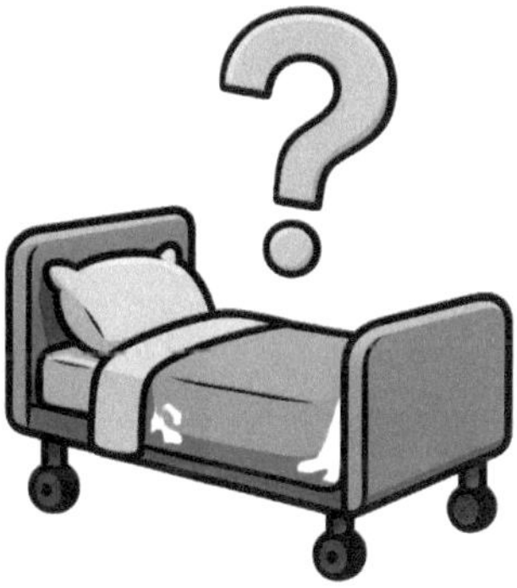

DIE KICHERNDE KLINGEL

IMMER ZUR SELBEN ZEIT KLINGELTE ZIMMER 12, ABER NIEMAND SPRACH ODER REAGIERTE. NACH TAGEN DER IRRITATION ERWISCHTE EINE KOLLEGIN DEN BEWOHNER BEIM DRÜCKEN – ER VERSTECKTE SICH DANACH UNTER DER DECKE UND KICHERTE. KOMMENTAR: „IST MEIN FERNSEHER KAPUTT, KLINGEL ICH HALT MENSCHEN.“ DIE KLINGEL WURDE TEMPORÄR IN DEN RUHESTAND GESCHICKT.

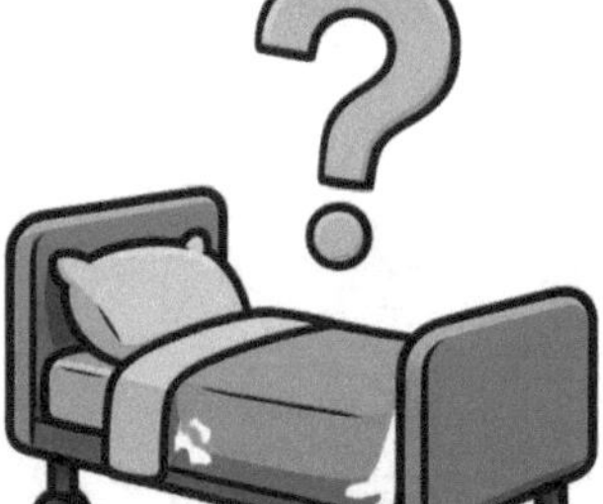

DAS SHAMPOO MIT STIMMENFUNKTION

EIN AZUBI ERSCHRAK BEIM HAAREWASCHEN: ALS ER DAS SHAMPOO ÖFFNETE, ERTÖNTE EINE STIMME: „NA, DU SAUBERMANN!“ DIE FLASCHE HATTE EINEN VERSTECKTEN BEWEGUNGSMELDER MIT SOUNDMODUL – GESCHENK DER ENKELIN. DER BEWOHNER WUSSTE DAVON UND WARTETE JEDES MAL AUF DEN SCHOCKMOMENT. KOMMENTAR: „PFLEGE MUSS SPASS MACHEN!“

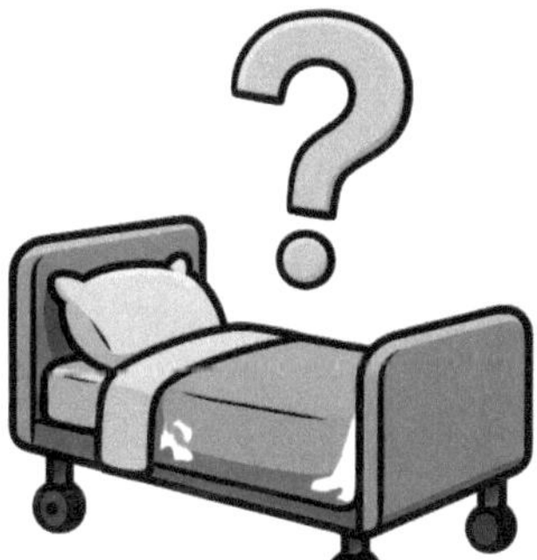

DIE DEMENZ-WG MIT WECHSELNDEN NAMEN

IN EINER DEMENZ-WOHNGRUPPE NANNTEN SICH DIE BEWOHNER*INNEN TÄGLICH ANDERS. AN EINEM DIENSTAG WAREN SIE „DIE DREI MUSKETIERE“, AM DONNERSTAG „FAMILIE FEUERSTEIN“. DIE ÜBERGABE WAR ENTSPRECHEND KREATIV: „FRED HAT HEUTE DREI JOGHURTS GEGESSEN. BARNEY WAR IM GARTEN. WILMA WOLLTE FERNSEHEN SCHAUEN.“ KEIN FEHLER – NUR FANTASIE AUF REZEPT.

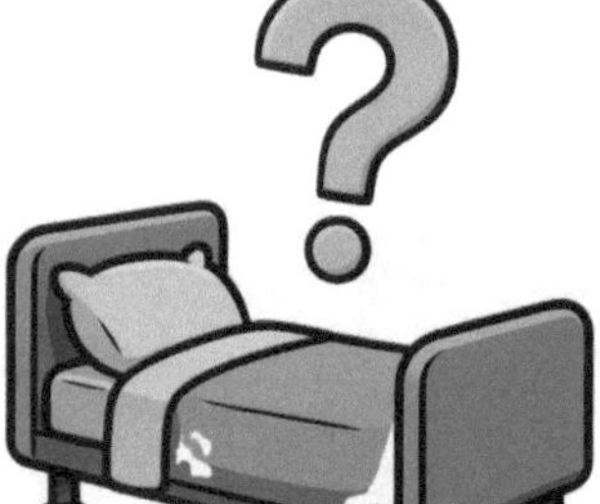

DER NÄCHTLICHE HEIMWERKER

GEGEN 4:30 UHR ERTÖNTEN LAUTE KLOPFGERÄUSCHE. EINE KOLLEGIN FAND HERRN K. IM FLUR – MIT EINEM TEELÖFFEL, EINEM SCHRAUBENZIEHER UND EINER DECKE ÜBER DEM KOPF. ER WOLLTE ‚DAS PIEPEN VOM BEWEGUNGSMELDER BESEITIGEN“. ALS MAN IHM SAGTE, DAS GINGE NICHT, ANTWORTETE ER: ‚WARTET, ICH HAB NOCH ’NE GABEL IM ZIMMER!“

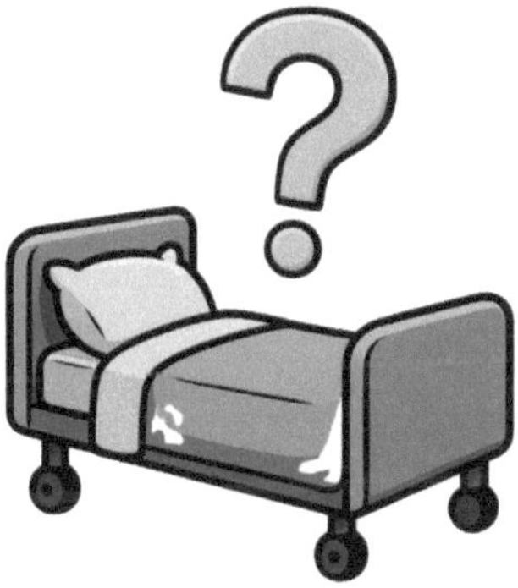

DER DOPPELTE STUHLGANG

EIN BEWOHNER SAGTE BEIM FRÜHSTÜCK STOLZ: ‚HEUTE GLEICH ZWEIMAL GESCHAFFT!“ IN DER DOKU STAND BEREITS ‚STUHLGANG MORGENS UM 5 UHR, NORMAL“. NACH RÜCKFRAGE SAGTE ER: ‚DER ERSTE WAR ZUR PROBE, DER ZWEITE ZÄHLT.“ KOMMENTAR DER PFLEGEKRAFT: ‚OKAY, WIR ZÄHLEN AB JETZT NUR NOCH DIE FINALEN VERSIONEN.“

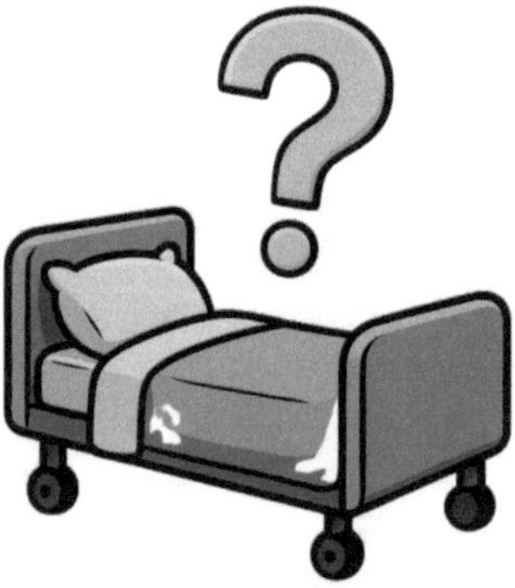

DER SOCKEN-GAU

EIN BEWOHNER WEIGERTE SICH, SEINE SOCKEN AUSZUZIEHEN. NACH 14 TAGEN WURDE BEIM WASCHEN FESTGESTELLT: ER TRUG INSGESAMT SECHS PAAR ÜBEREINANDER. BEGRÜNDUNG: ‚ICH FRIERE LIEBER SCHRITTWEISE.“ DIE UNTEREN PAARE WAREN AUS DEN 90ERN – VERMUTLICH KULTURGUT. SEITHER GILT AUF STATION: ‚SOCKEN-CHECK MITTWOCHS.“

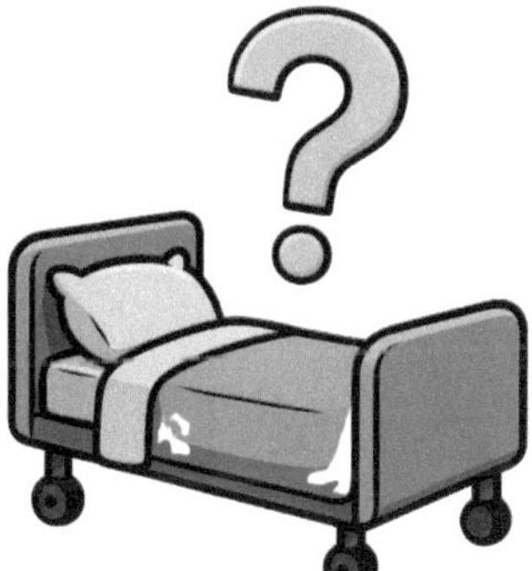

DIE MYSTERIÖSE PFLEGERIN MIT ROLLATOR

EIN BEWOHNER SCHWOR, NACHTS VON EINER „NEUEN PFLEGERIN MIT LOCKEN“ BESUCHT WORDEN ZU SEIN, DIE IHM PUDDING BRACHTE. ES GAB KEINE SOLCHE KOLLEGIN IM DIENST UND KEINEN PUDDING. IN DER ÜBERWACHUNG SAH MAN: DER BEWOHNER HATTE SICH SELBST BEDIENT. MIT LOCKENPERÜCKE AUS DEM BASTELZIMMER. SCHMECKTE ABER.

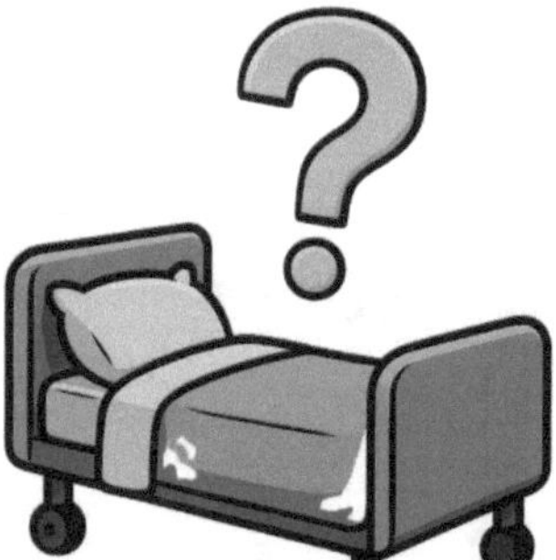

DIE TABLETTEN -TAUSCHBÖRSE

ZWEI BEWOHNER WURDEN BEIM VERSUCH ERTAPPT, IHRE MEDIKAMENTE ZU TAUSCHEN – EINER WOLLTE LIEBER ‚DIE BLAUEN, WEIL DIE MACHEN RUHIG“, DER ANDERE ‚DIE ROTEN, WEIL DIE MACHEN WACH“. DIE PFLEGEKRAFT DOKUMENTIERTE DIPLOMATISCH: ‚BEWOHNER ZEIGEN AKTIVES INTERESSE AN PHARMAKOLOGIE.“ DANACH: TABLETTENAUSGABE UNTER AUFSICHT UND OHNE FARBKOMMENTARE.

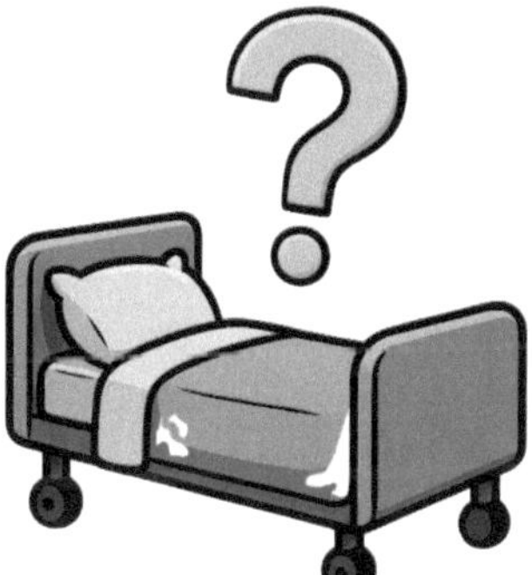

DIE SELBST GESCHRIEBENE VERORDNUNG

EIN BEWOHNER ÜBERREICHTE DER PFLEGE EIN HANDGESCHRIEBENES REZEPT AUF KARIERTEM ZETTEL: ‚BIER. 2 FLASCHEN TÄGLICH. WEGEN LEBENSFREUDE.“ UNTERSCHRIFT: ‚DR. A. WEISSBIER“. DIE PFLEGELEITUNG REAGIERTE KREATIV UND LIESS IHM ALKOHOLFREIES MALZBIER BRINGEN – MIT ETIKETT ‚RX ONLY“. ER WAR ZUFRIEDEN. DIE STATIONSKÜCHE LACHTE DREI TAGE LANG.

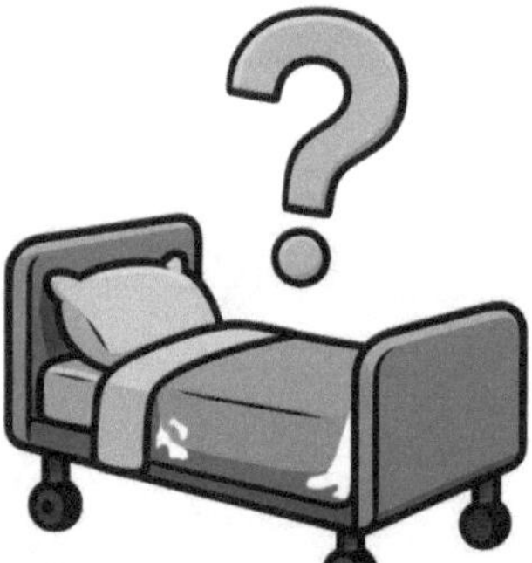

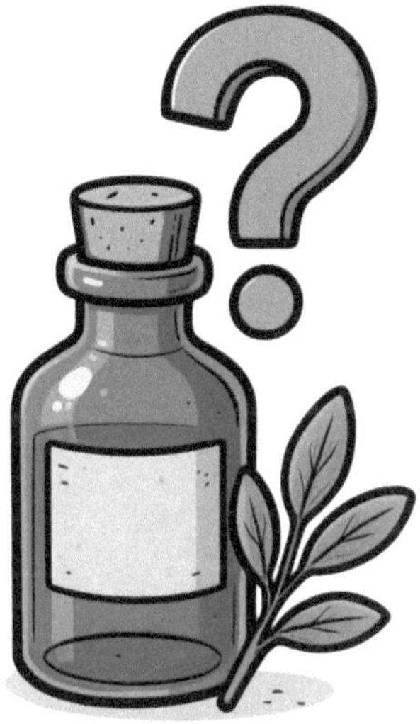

PFLEGEGESCHICHTLICHER QUATSCH MIT SOSSE

DIE ADERLASS-FLATRATE

IM 18. JAHRHUNDERT GALT DER ADERLASS ALS UNIVERSALHEILMITTEL – EGAL OB FIEBER, RÜCKENSCHMERZ ODER LIEBESKUMMER. MANCHE PATIENTEN WURDEN WÖCHENTLICH ‚ENTLEERT“. IN EINEM FALL LIESS SICH EIN ADLIGER TÄGLICH ZUR ADER LASSEN, ‚UM DIE MELANCHOLIE ZU VERTREIBEN“. ERGEBNIS: WENIGER MELANCHOLIE, MEHR KREISLAUFZUSAMMENBRÜCHE. HEUTE WÜRDE MAN SAGEN: CHRONISCH UNTERFÜLLT.

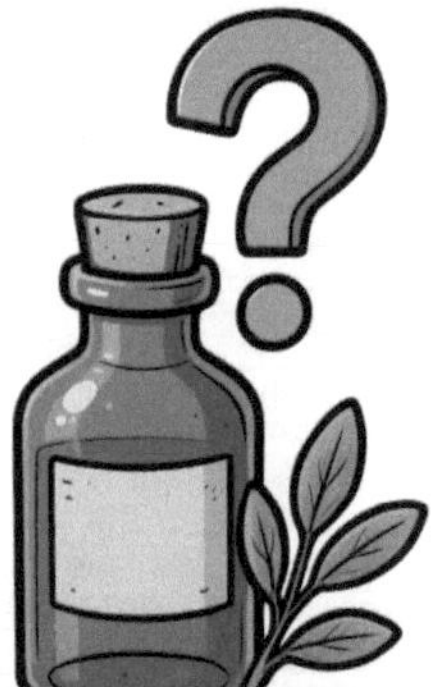

DIE FUSSBAD-VERORDNUNG GEGEN NERVOSITÄT

IM JAHR 1891 EMPFAHL EINE PREUSSISCHE HEILANSTALT BEI NERVÖSEN PFLEGEKRÄFTEN EIN TÄGLICHES FUSSBAD IN WARMEM HAFERSCHLEIM. BEGRÜNDUNG: „BERUHIGT DIE SEELE ÜBER DIE SOHLEN“. DIE DURCHFÜHRUNG WAR ALLERDINGS PROBLEMATISCH – DER SCHLEIM GERANN AB 38 °C. EINE SCHWESTER RUTSCHTE AUS, DIE MASSNAHME WURDE GESTRICHEN. FAZIT: EHER FRÜHSTÜCK ALS THERAPIE.

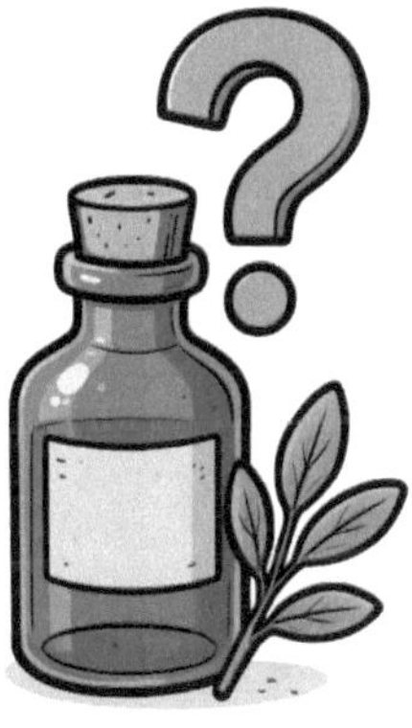

DER SENFWICKEL FÜR DEN SEELENFRIEDEN

SENFWICKEL WURDEN FRÜHER GEGEN ALLES EINGESETZT: HUSTEN, RHEUMA, SCHLECHTE STIMMUNG. BESONDERS BELIEBT: AUF BRUST ODER RÜCKEN. EIN PFLEGETAGEBUCH VON 1909 VERMERKT: ‚PATIENTIN KLAGT ÜBER BRENNENDES GEFÜHL. WICKEL IST GUT WARM.“ ÜBERSETZT: ERST VERBRENNUNG 1. GRADES, DANN ZUFRIEDENHEIT. HAUPTSACHE, JEMAND HAT'S GEMACHT.

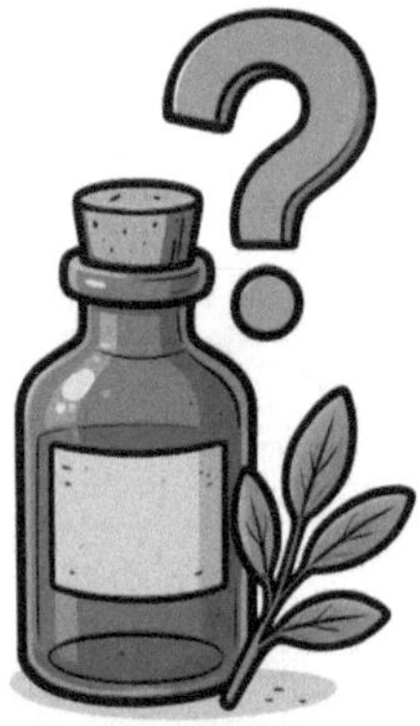

DIE KRÄUTERFRAU MIT HAUSAPOTHEKE

IN VIELEN REGIONEN GALT BIS INS 20. JAHRHUNDERT: WER HEILEN WILL, BRAUCHT SCHNAPS, SCHWEINESCHMALZ UND SALBEI. IN EINEM FALL WURDE EIN OFFENES BEIN MIT ZIEGENBUTTER, ROSMARIN UND EINER ZEITUNGSSCHICHT VERBUNDEN. DIE WUNDE HEILTE ODER RESIGNIERTE. DIE KRÄUTERFRAU WURDE SPÄTER „STATIONÄRE HEILPRAKTIKERIN“ GENANNT.

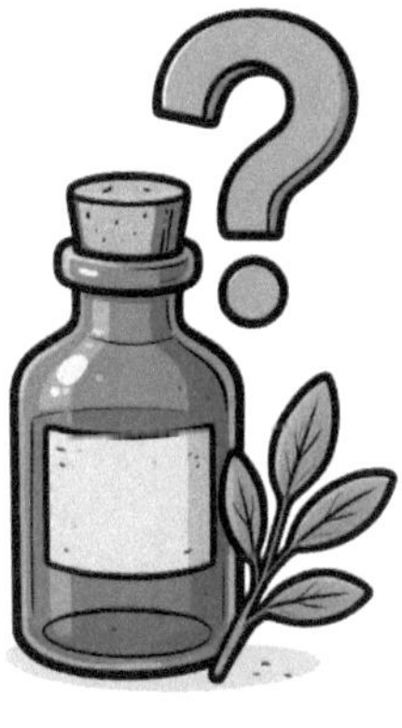

KALTE UMSCHLÄGE GEGEN LEBENSWILLE

LAUT EINEM LEHRBUCH VON 1902 GALTEN KALTE WICKEL ALS MASSNAHME GEGEN ‚ÜBERSTEIGERTE EMOTIONEN“. PATIENTEN, DIE LAUT WURDEN, BEKAMEN EISGEKÜHLTE TÜCHER AUF STIRN, BRUST ODER GENICK. BEI EINEM HEIMBEWOHNER NOTIERTE MAN: ‚ZORN GEMILDERT NACH NACKENUMWICKLUNG“. OB'S GEHOLFEN HAT? VIELLEICHT. ODER ER HATTE EINFACH KEINEN BOCK MEHR.

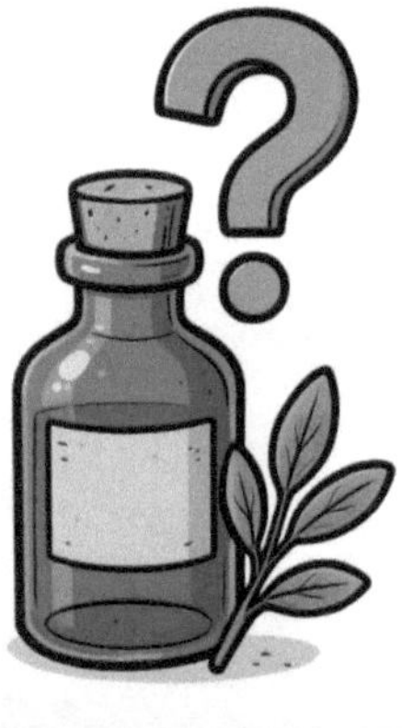

DER SCHRANK FÜR DIE HYSTERIKERINNEN

IN ALTEN HEIMEN GAB ES SOGENANNTE „BERUHIGUNGSZIMMER“ – KLEINE, LEERE KAMMERN MIT MATTE. WER „UNRUHIG“ WAR (OFT: FRAUEN MIT MEINUNG), WURDE DORT HINEINGESETZT. IN EINEM FALL NOTIERTE DIE PFLEGE: „FRAU X VERBRACHTE DORT 7 STUNDEN UND WIRKTE DANACH GESAMMELTER.“ WAHRSCHEINLICH AUCH, WEIL IHR KREISLAUF KOLLABIERTE.

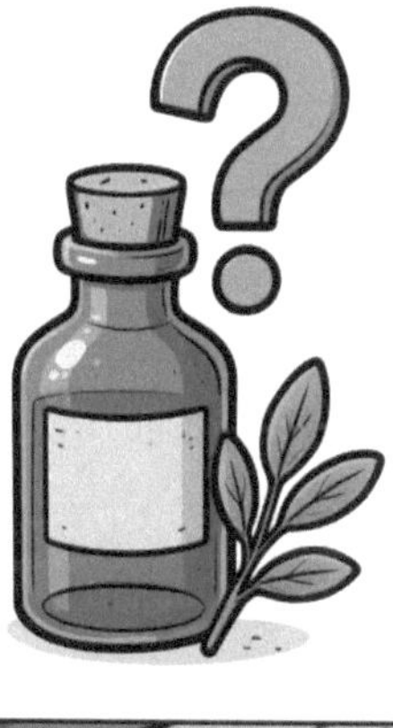

DIE ZIGARETTE NACH DER OPERATION

IN EINEM OPERATIONSBERICHT VON 1956 STEHT: ‚POSTOPERATIV: KREISLAUF STABIL. PATIENT ERHIELT ZIGARETTE.“ JA – ZUR BERUHIGUNG. AUCH AUF GEBURTSSTATIONEN WAR RAUCHEN BIS IN DIE 60ER KEIN PROBLEM. HEBAMMEN HATTEN SOGAR ASCHENBECHER IM DIENSTZIMMER. HEUTE UNDENKBAR. DAMALS: STANDARD. UND IRGENDWIE AUCH: FEIERABENDFLAIR.

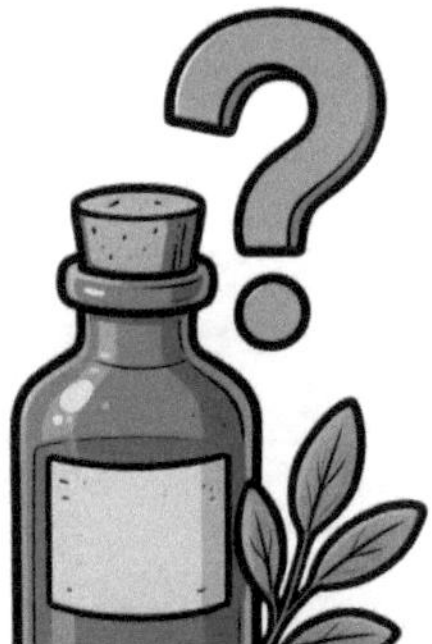

BUTTER AUF BRANDWUNDEN

EIN KLASSIKER UNTER DEN QUATSCHMETHODEN: BUTTER GEGEN VERBRENNUNGEN. ÜBER GENERATIONEN WURDE DAS SO WEITERGEGEBEN, OBWOHL ES NACHWEISLICH ENTZÜNDUNGEN FÖRDERT. IN ALTEN NOTIZBÜCHERN LIEST MAN: ‚GROSSMUTTER LEGTE BUTTER UND LEINEN. HEILUNG NACH DREI WOCHEN.“ VIELLEICHT TROTZ BUTTER. NICHT WEGEN.

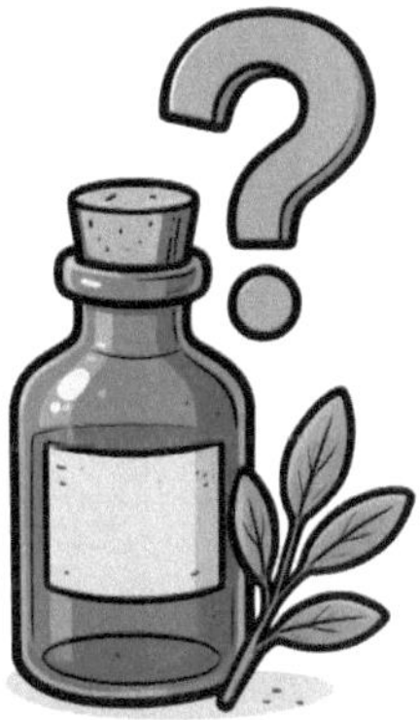

DIE NACHTWACHE MIT GÜRTEL

FRÜHER GAB ES KEINE MODERNEN FIXIERUNGEN, SONDERN GÜRTEL, BETTLAKEN ODER KNOTEN. IN EINEM PFLEGEBERICHT AUS DEN 1930ERN STEHT: ‚BEWOHNER WURDE MIT BETTGURT FIXIERT. WAR MORGENS SEHR RUHIG.“ KEIN WUNDER. ER KAM NICHT MEHR ANS WASSER. UND KEINER HATTE IHN LOSGEBUNDEN. HAT ABER SCHÖN GESCHLAFEN.

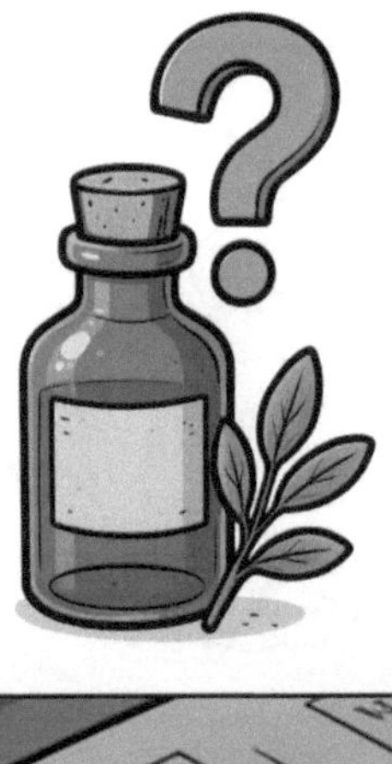

DER HEILTRUNK GEGEN PFLEGEERSCHÖPFUNG

EIN TAGEBUCHEINTRAG EINER DIAKONISSE VON 1911 BESCHREIBT FOLGENDES: „ZUR STÄRKUNG NAHMEN WIR EINEN SCHLUCK BIER MIT EIGELB.“ ANGEBLICH GUT GEGEN ERSCHÖPFUNG, NERVEN UND HUNGER. DAS GANZE WURDE IN DER STATIONSKÜCHE GESCHLAGEN – WIE EIN SHAKE, NUR MIT SALMONELLEN. ERGEBNIS: MEHR MUT. WENIGER MAGENINHALT.

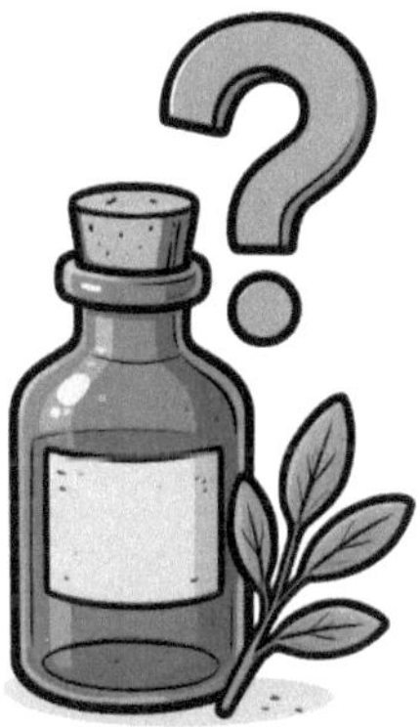

DER FUSSBAD-EINLAUF-FEHLDRUCK

IN EINEM ALTEN PFLEGEHEFT STAND ALS ROUTINEBEHANDLUNG: ‚FUSSBAD, 20 MINUTEN, DANN EINLAUF.“ EIN SCHÜLER LAS DAS FALSCH UND VERWECHSELTE REIHENFOLGE UND TEMPERATUR. ERGEBNIS: DER BEWOHNER BEKAM DEN EINLAUF IM FUSSBAD. KOMMENTAR DER STATIONSLEITUNG: ‚EINMALIGES ERLEBNIS – IM DOPPELTEN SINNE.“

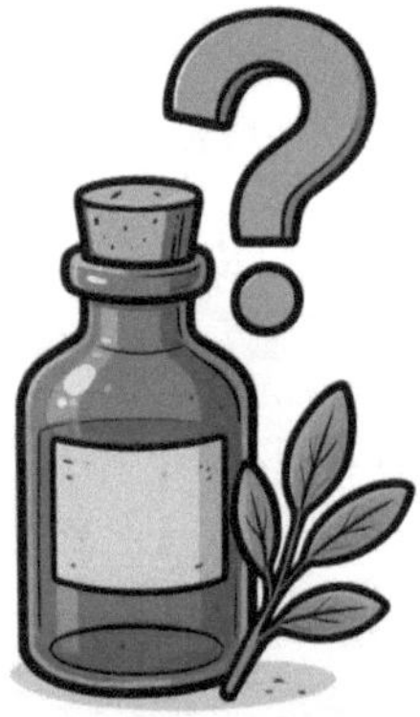

DER HUSTENTEE MIT SCHWEINESCHMALZ

IM „PFLEGEBUCH DER HAUSMITTEL" VON 1921 WIRD EMPFOHLEN, BEI HARTNÄCKIGEM HUSTEN EINE MISCHUNG AUS KAMILLENTEE, HONIG UND SCHWEINESCHMALZ ZU TRINKEN. LAUT REZEPT „INNERLICH ERWÄRMEND UND SCHLEIMLÖSEND". GESCHMACKLICH VERMUTLICH GRENZWERTIG. ABER HEY: WER HUSTET, KANN'S NICHT GLEICH WIEDER AUSSPUCKEN.

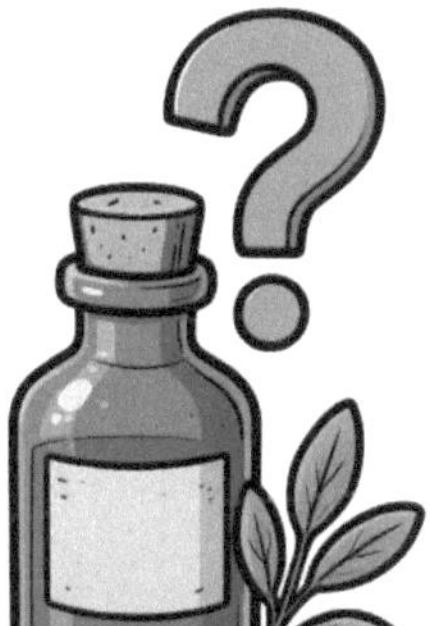

DER EINLAUF GEGEN NERVOSITÄT

IN EINEM MEDIZINISCHEN RATGEBER VON 1910 WIRD EMPFOHLEN: ‚BEI UNRUHE EINLAUF MIT LAUWARMEM LAVENDELWASSER.“ DIE VORSTELLUNG: WENN DER DARM RUHIG IST, WIRD’S DER KOPF AUCH. EIN SCHÜLER VERSUCHTE DAS 100 JAHRE SPÄTER AUS VERSEHEN LAVENDEL STATT LEITUNGSWASSER. DER BEWOHNER SCHLIEF DANACH TATSÄCHLICH EIN. VIELLEICHT VOR SCHRECK.

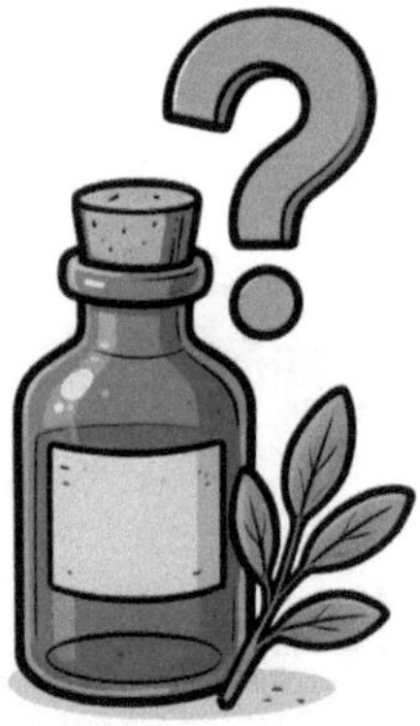

DIE SEIDENSTRÜMPFE GEGEN DRUCKSTELLEN

IN ALTEN PFLEGEHEIMEN WURDEN SEIDENSTRÜMPFE NICHT NUR AUS EITELKEIT GETRAGEN – SIE GALTEN ALS ‚DRUCKENTLASTEND“ UND ‚THERMISCH IDEAL“. EINE STATIONSLEITERIN AUS DEN 50ERN SCHWOR DARAUF: ‚PATIENTEN MIT SEIDE LEBEN LÄNGER.“ VIELLEICHT. ODER SIE GLEITEN EINFACH NUR BESSER AUS DEM BETT.

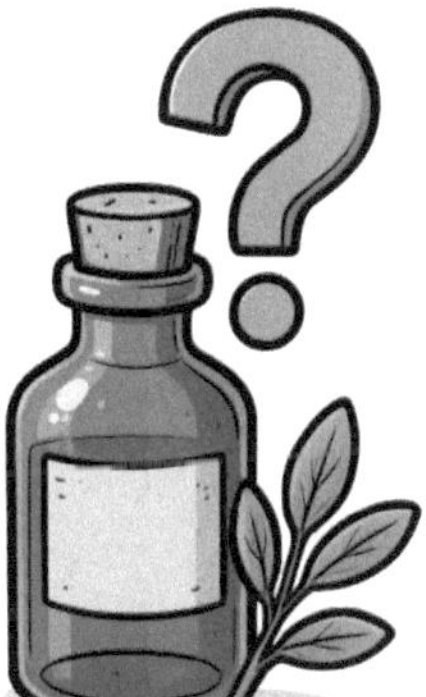

DIE ZWIEBEL IN DER SOCKE

EIN KLASSISCHES HAUSMITTEL: GEGEN FIEBER ZWIEBELHÄLFTEN IN DIE SOCKEN LEGEN. ANGEBLICH ENTZIEHEN SIE DEM KÖRPER „BÖSES FEUER“. IN EINEM ALTEN BERICHT HEISST ES: „PATIENT ROCH UNGEWÖHNLICH, FIEBER SANK.“ WAHRSCHEINLICHER IST: NIEMAND WAGTE SICH MEHR INS ZIMMER – UND DAS FIEBER HATTE SEINE RUHE.

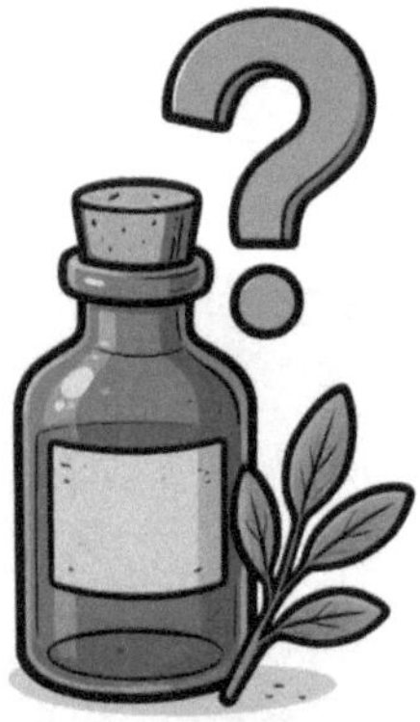

DIE DIAGNOSE MIT DEM GOLDENEN RING

FRÜHER GLAUBTE MAN, EIN GOLDRING KÖNNE „KRANKHEITEN AUFSPÜREN“. IN EINEM PFLEGEHEIM 1935 ROLLTE DIE HEIMLEITERIN REGELMÄSSIG IHREN EHERING ÜBER WUNDE STELLEN: „WENN'S JUCKT – IST'S WAS BÖSES.“ DIAGNOSEKRAFT: 0 %, ABER IMMERHIN METALLISCH KÜHL. HEUTE ERSETZT DURCH EKG UND GESUNDEN MENSCHENVERSTAND.

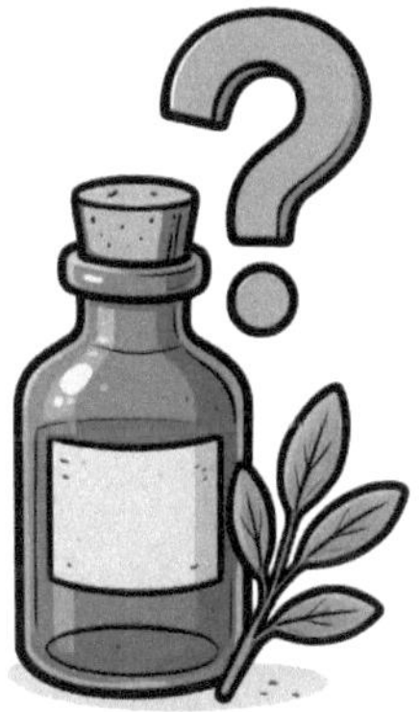

DAS KRÄUTERKISSEN GEGEN SCHREIANFÄLLE

IN EINEM HEIM FÜR ‚NERVÖSE FRAUEN“ WURDEN SPEZIELLE KRÄUTERKISSEN VERABREICHT – GEFÜLLT MIT BALDRIAN, LAVENDEL, KAMILLE. AUFGELEGT BEI HYSTERIE. EINMAL SOGAR MIT DER ANWEISUNG: ‚SANFT ÜBER DAS GESICHT LEGEN.“ OB ZUM BERUHIGEN ODER ERSTICKEN, IST NICHT ÜBERLIEFERT. DAS PROTOKOLL SCHWEIGT. WAHRSCHEINLICH AUCH DIE PATIENTIN.

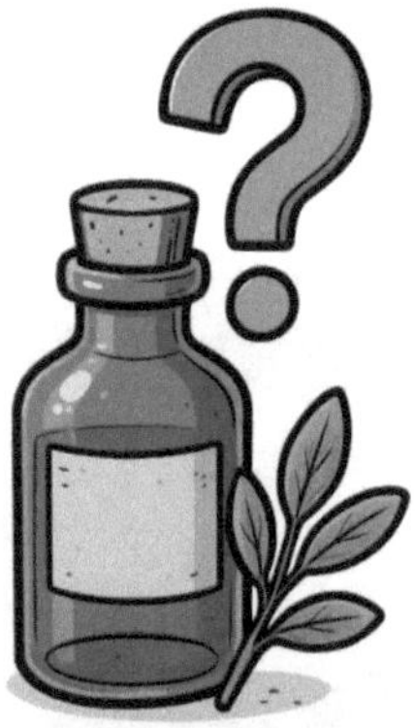

DIE HEILUNG PER SCHÜTTELN

EIN PFLEGEBUCH AUS DEM JAHR 1905 EMPFIEHLT BEI HUSTENANFÄLLEN: „KRÄFTIGES SCHÜTTELN DES OBERKÖRPERS.“ DABEI SOLLTE DER PATIENT FESTGEHALTEN UND RHYTHMISCH BEWEGT WERDEN. EINE ART PHYSIKALISCHER RESET. HEUTIGE BEZEICHNUNG: KÖRPERVERLETZUNG. DAMALS: ZUWENDUNG MIT NEBENWIRKUNG.

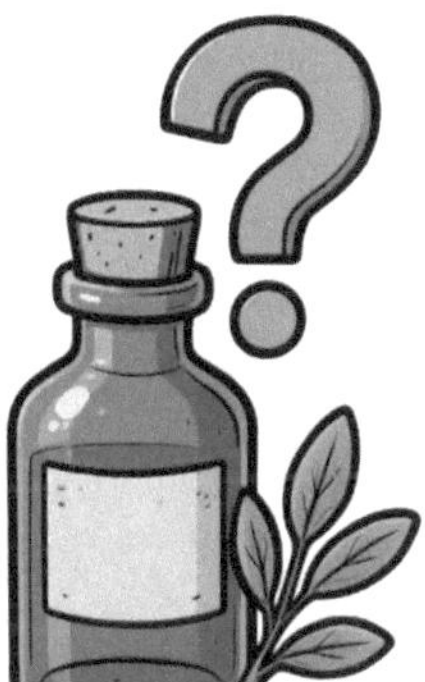

DER TEPPICH GEGEN LUNGENENTZÜNDUNG

BEI LUNGENBESCHWERDEN WURDE OFT EMPFOHLEN: „BRUST MIT WARMEM TEPPICH EINWICKELN.“ IN EINER ANEKDOTE WICKELTE EINE PFLEGERIN DEN OBERKÖRPER SAMT ARMEN EIN – DIE PATIENTIN BLIEB DREI STUNDEN BEWEGUNGSLOS. KOMMENTAR DER ÄRZTIN: „DAS IST KEINE THERAPIE – DAS IST ORIENTALISCHER DEKOR.“

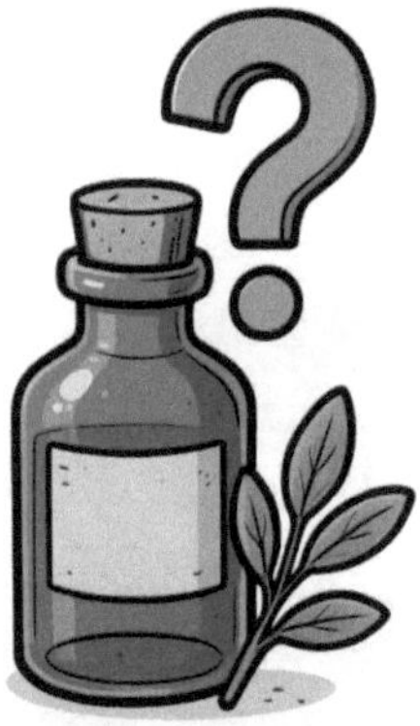

DER HAUSSEGEN MIT LAVENDELÖL

IN MANCHEN KLOSTERHEIMEN WAR ES ÜBLICH, PATIENTEN BEI UNRUHE EIN KREUZ AUF DIE STIRN ZU TUPFEN – MIT LAVENDELÖL UND LATEINISCHEM SEGENSSPRUCH. EIN PFLEGESCHÜLER VERSUCHTE ES 1972 NOCHMAL, ALLERDINGS MIT EUKALYPTUSÖL. ERGEBNIS: BRENNENDE AUGEN, ABER AUFFALLEND STILLER BEWOHNER.

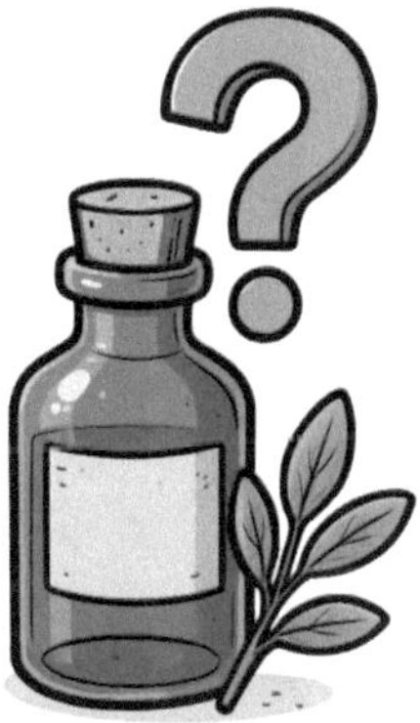

DIE GURKENWASSER-KUR

GEGEN SCHWINDELGEFÜHLE HALF ANGEBLICH EIN GLAS GURKENWASSER AUF NÜCHTERNEN MAGEN. EINE SCHWESTER AUS DEM JAHR 1938 SCHWOR DARAUF UND VERTEILTE ES WIE MEDIZIN. KOMMENTAR EINER PATIENTIN: ‚DAS IST ENTWEDER HEILUNG ODER RACHE.“ HEUTE NUR NOCH ALS KURIOSITÄT IN PFLEGEMUSEEN AUFFINDBAR.

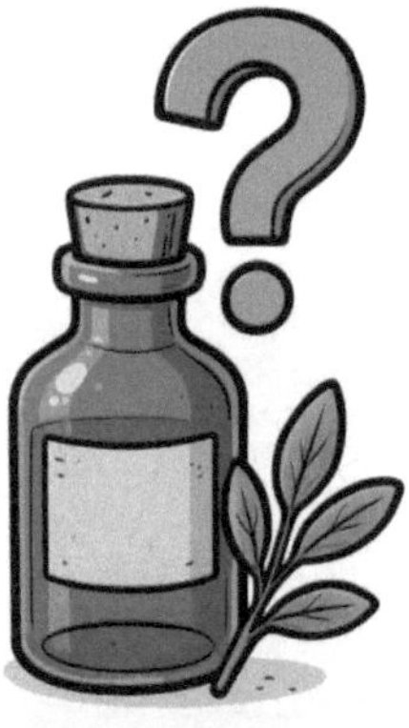

DER KLAPS AUF DIE SEELE

IN EINEM HANDSCHRIFTLICHEN PFLEGEBERICHT VON 1929 STEHT: ‚PATIENTIN KLAGT ÜBER TRAURIGKEIT. KURZER RUCK AM OHRLÄPPCHEN – WIRKT BESSER GELAUNT.“ KOMMENTAR DES PFLEGERS: ‚OFT HILFT EIN REIZ ZUR RECHTEN ZEIT.“ ÜBERSETZUNG: OHRFEIGE LIGHT. HEUTE WÜRDE MAN ES EMOTIONSCOACHING NENNEN. ODER EINFACH LASSEN.

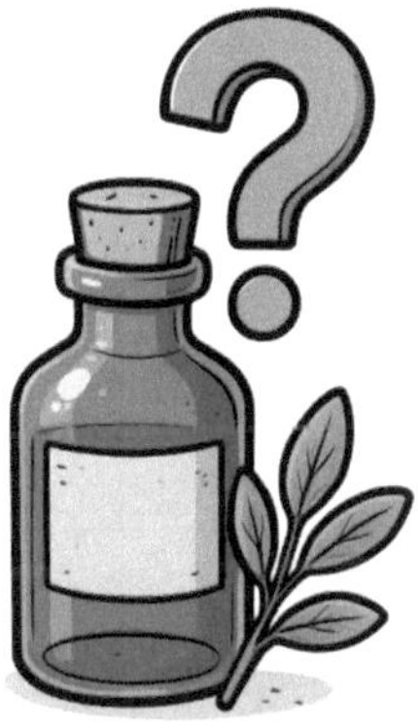

DIE OHRKERZEN-THERAPIE FÜR DEN NACHTDIENST

EINE EHEMALIGE NACHTSCHWESTER SCHWOR AUF OHRKERZEN – NICHT FÜR PATIENTEN, SONDERN FÜR SICH SELBST. ‚DANACH HÖRT MAN ALLES KLARER“, SAGTE SIE. KOLLEG:INNEN FANDEN DAS WENIGER HILFREICH, DA SIE DANACH NICHTS MEHR HÖRTE. EINMAL LIEF DER FEUERALARM UND SIE SCHLIEF DURCH. SEITDEM: VERBOTEN IM DIENST.

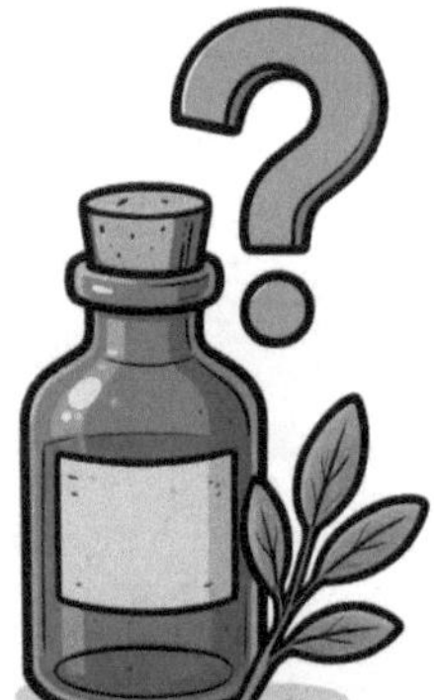

DIE KNOBLAUCHMILCH GEGEN ALLES

IN EINEM ALTEN KLOSTER-REZEPTBUCH STEHT: ‚GEGEN ERKÄLTUNG, HUSTEN, MAGENSCHWÄCHE UND UNREINHEIT: WARME MILCH MIT KNOBLAUCH.“ MEHR ALS EIN BEWOHNER SAGTE NACH DER KUR: ‚MIR GEHT'S NICHT BESSER, ABER NIEMAND KOMMT MIR MEHR ZU NAHE.“ HEILEFFEKT UNKLAR. ABSCHRECKUNG GARANTIERT.

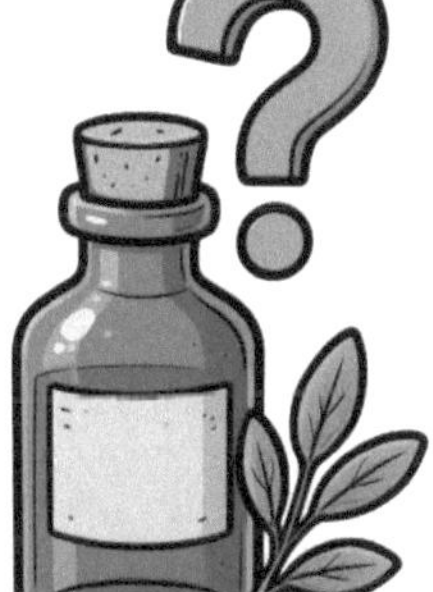

DIE GLASMURMELN GEGEN NERVOSITÄT

IN EINEM SANATORIUM UM 1900 WURDEN MURMELN IN DIE HAND GEGEBEN: ‚ZUR BERUHIGUNG DER GEDANKEN.“ EIN PFLEGER NOTIERTE: ‚ZWEI MURMELN REICHTEN BEI FRAU M., HERR T. WOLLTE SECHS.“ DIE MURMELN WURDEN BEI VERLUST ERSETZT, ABER NIE KONTROLLIERT. GERÜCHTEN ZUFOLGE LANDETEN SIE IN DER SUPPE. ENTSPANNUNG GARANTIERT.

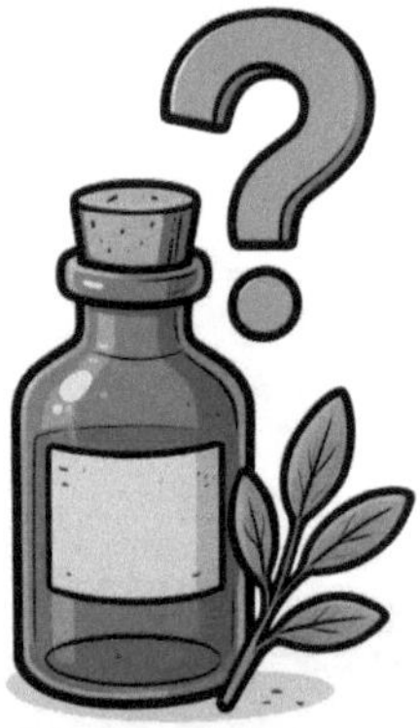

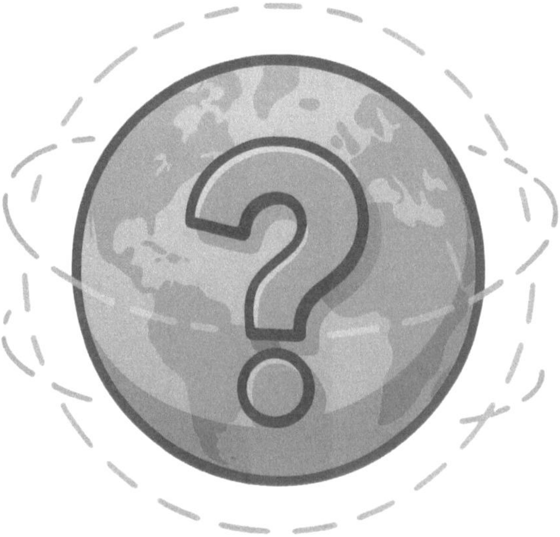

PFLEGE INTERNATIONAL: UND ÜBERALL LÄUFT'S SCHRÄG

DIE PROTHESE AUF WELTREISE (TEIL 2)

DER VERSCHWUNDENE ZAHNERSATZ AUS KAPITEL 1 WAR WIEDER UNTERWEGS – DIESMAL GEFUNDEN IM NACHBARZIMMER BEI HERRN K., EINEM BEWOHNER MIT POLNISCHER HERKUNFT. ER TRUG SIE BEIM FRÜHSTÜCK, KOMMENTARLOS. ALS MAN IHN DARAUF ANSPRACH, SAGTE ER: ‚ACH, ICH DACHTE, DIE WÄR VON MIR. PASST DOCH GUT.“ SEITHER WIRD SIE AUF STATION ‚EURO-ZAHN“ GENANNT.

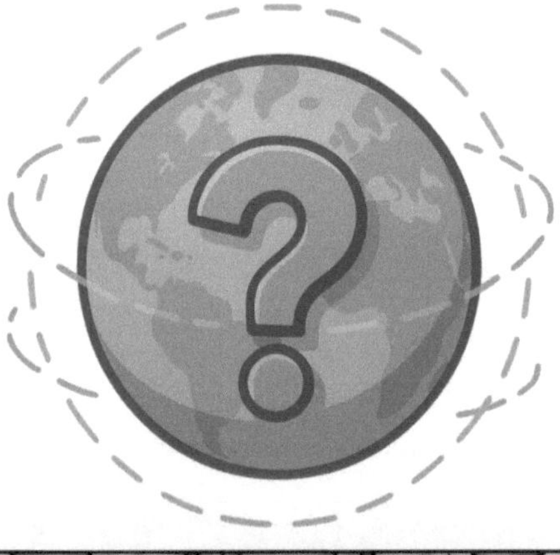

DER PFLEGE-ROBOTER MIT BÄRENKOPF (JAPAN)

IN EINEM PFLEGEHEIM IN TOKIO HILFT EIN ROBOTER NAMENS ‚RIBA“ BEIM UMLAGERN – MIT DEM GESICHT EINES FREUNDLICHEN BÄREN. EINIGE PATIENT:INNEN NENNEN IHN ‚ONKEL KUSCHEL“. EIN BEWOHNER BESTAND DARAUF, SICH NUR NOCH VON RIBA PFLEGEN ZU LASSEN: ‚DER REDET WENIGER ALS DIE ANDEREN UND HÖRT BESSER ZU.“

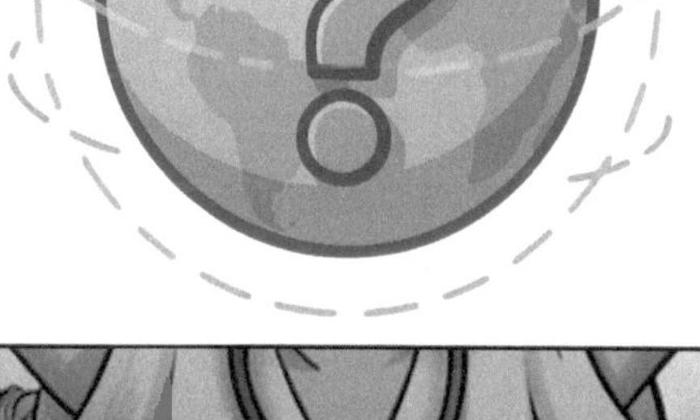

DIE BANANENSCHALE GEGEN RÜCKENSCHMERZ (INDIEN)

IN LÄNDLICHEN REGIONEN INDIENS WIRD BEI HEXENSCHUSS ANGEBLICH EINE WARME BANANENSCHALE AUF DEN RÜCKEN GELEGT. EINE FREIWILLIGE AUS DEUTSCHLAND PROBIERTE ES. ERGEBNIS: KEIN SCHMERZ MEHR, ABER DAS ZIMMER ROCH DREI TAGE LANG WIE EIN OBSTSALAT. KOMMENTAR DER KOLLEGIN: ‚MAN KANN'S JA MAL VERSUCHEN."

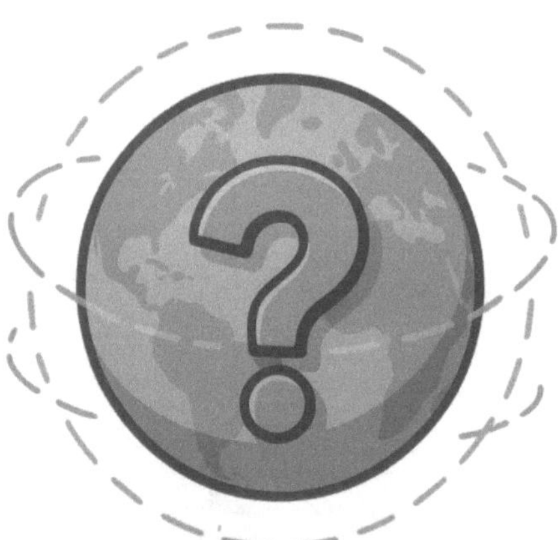

DER SPRECHVOGEL AUF STATION (THAILAND)

EIN PFLEGEHEIM IN CHIANG MAI HÄLT EINEN PAPAGEI IM GEMEINSCHAFTSRAUM. DER VOGEL RUFT REGELMÄSSIG: ‚HAST DU DEINE TABLETTEN GENOMMEN?“ – AUF THAI. ER WURDE DARAUF TRAINIERT, UM AN DIE MEDIKATION ZU ERINNERN. PROBLEM: ER RUFT ES AUCH NACHTS UM 2 UHR. DER NACHTDIENST NENNT IHN LIEBEVOLL ‚STATIONSTERRORIST“.

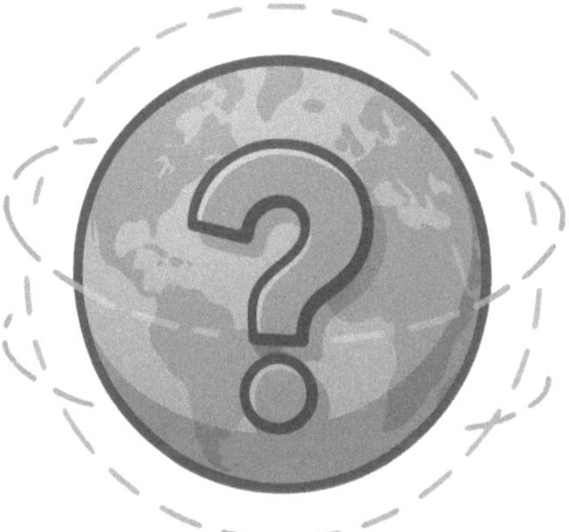

DIE ÖL-MASSAGE GEGEN SCHLAFMANGEL (ITALIEN)

IN EINER ITALIENISCHEN SENIORENRESIDENZ BEKOMMEN BEWOHNER:INNEN REGELMÄSSIG FUSSMASSAGEN MIT OLIVENÖL. ANGEBLICH HILFT ES GEGEN SCHLAFMANGEL UND SCHLECHTE LAUNE. EIN PFLEGER BERICHTET: ‚WENN'S NICHT WIRKT, SAGEN WIR EINFACH, ES SEI KALTGEPRESST. DANN GLAUBEN SIE AN MEHR WIRKUNG.“

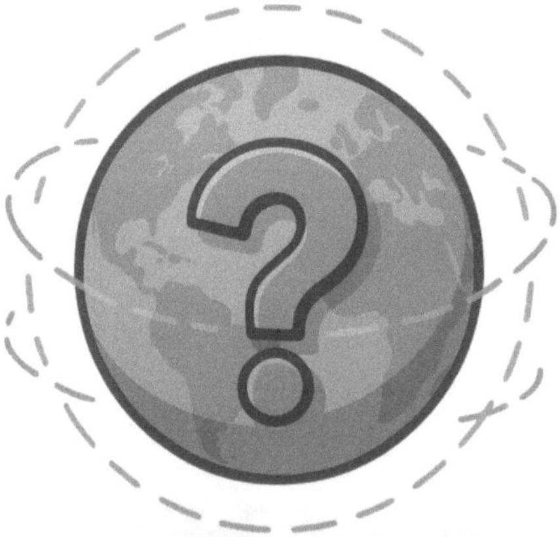

DAS GEBET ALS PFLEGEANWEISUNG (USA)

IN EINEM KLEINEN HEIM IN ALABAMA BEKAM EINE PFLEGERIN VON ANGEHÖRIGEN EINE LISTE MIT PFLEGEWÜNSCHEN – PLUS HANDGESCHRIEBENEM GEBET. ‚WENN SIE DAS MORGENS LAUT SPRECHEN, WIRD ES MAMA BESSER GEHEN.“ DIE PFLEGERIN TAT ES UND TATSÄCHLICH: DIE BEWOHNERIN LACHTE. NICHT WEGEN DES GEBETS, SONDERN WEGEN DER AUSSPRACHE.

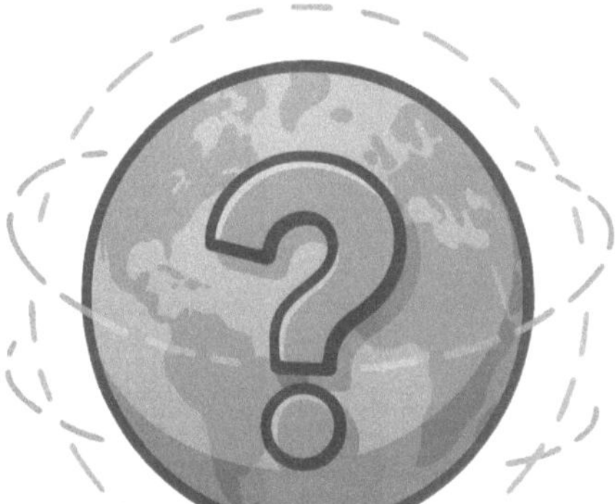

DAS GÄNSEFETT GEGEN HUSTEN (RUSSLAND)

IN EINEM DORFKRANKENHAUS IN RUSSLAND WIRD GÄNSEFETT NOCH HEUTE ALS BRUSTSALBE VERWENDET. ‚HAUSREZEPT DER BABUSCHKA“, SAGEN SIE. EINE DEUTSCHE PFLEGEKRAFT FRAGTE NACH DEM INHALT – ANTWORT: ‚NICHT FRAGEN. REIBEN.“ DER PATIENT WAR BEGEISTERT: ‚RIECHT WIE KINDHEIT. UND KÜCHE.“

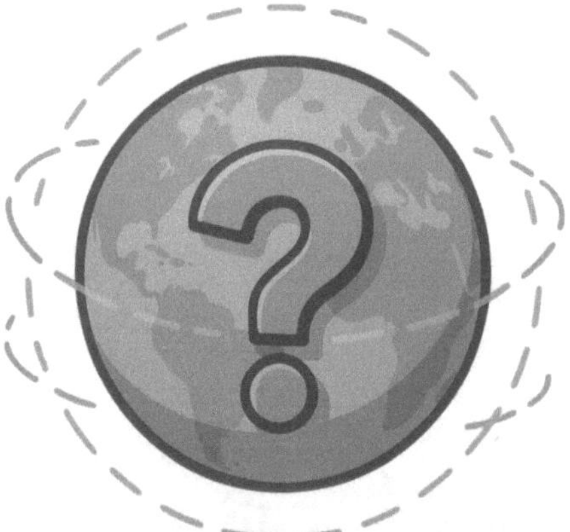

DER TEE MIT BUTTER (MONGOLEI)

IN DER MONGOLEI WIRD TEE MIT SALZ UND BUTTER ALS STÄRKENDES GETRÄNK GEREICHT, AUCH FÜR PFLEGEBEDÜRFTIGE. EINE REISEPFLEGEKRAFT AUS DEUTSCHLAND PROBIERTE IHN, MACHTE EIN FOTO UND SCHRIEB: ‚ICH HAB'S ÜBERLEBT. DER BEWOHNER WOLLTE MEINS AUCH NOCH TRINKEN.“ GESCHMACK: GEWÖHNUNGSBEDÜRFTIG. WIRKUNG: DISKUTABEL.

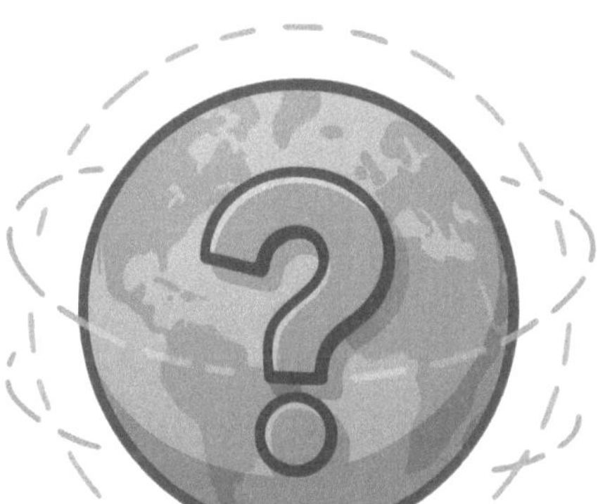

DIE BEGRÜSSUNG MIT NASENSPITZE (NEUSEELAND)

IN EINER MAORI-GEFÜHRTEN PFLEGEEINRICHTUNG IST ES ÜBLICH, DASS PFLEGEKRÄFTE BEWOHNER:INNEN MIT EINEM STIRN- UND NASENKONTAKT BEGRÜSSEN. EINE PFLEGEPRAKTIKANTIN AUS EUROPA WAR IRRITIERT UND SAGTE REFLEXHAFT: „GESUNDHEIT." DIE BEWOHNERIN LACHTE SO SEHR, DASS SIE IHREN ROLLSTUHL VERSEHENTLICH ZUM PIEPEN BRACHTE.

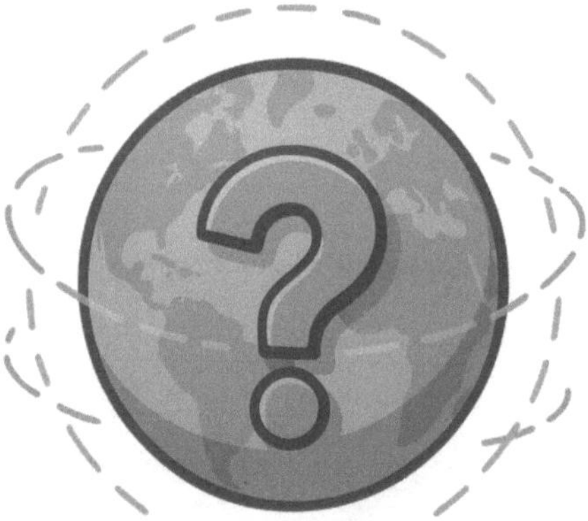

DIE SINGENDE MEDIKAMENTENGABE (GHANA)

IN EINEM GHANAISCHEN KRANKENHAUS SANG EINE PFLEGEKRAFT DIE EINNAHMEZEITEN VON MEDIKAMENTEN – MIT MELODIE. ‚8 UHR, TABLETTE ZEIT – MACH DEN MUND GANZ WEIT!“ DIE PATIENT:INNEN SANGEN ZURÜCK. ES FUNKTIONIERTE SO GUT, DASS MAN ES ZUR ROUTINE MACHTE. KOMMENTAR: ‚MAN VERGISST'S NICHT – OB MAN WILL ODER NICHT.“

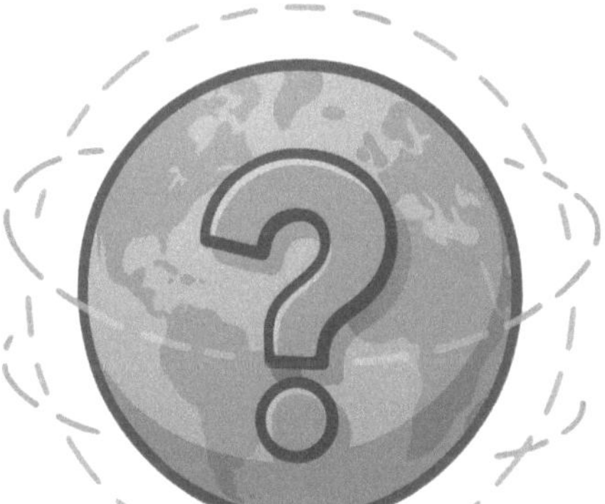

DIE KARAOKE-VISITE (SÜDKOREA)

IN EINEM PFLEGEZENTRUM IN SEOUL WIRD EINMAL PRO WOCHE DIE VISITE MUSIKALISCH BEGLEITET – PFLEGEKRÄFTE SINGEN PATIENTENWÜNSCHE IM KARAOKE-STIL. EIN BEWOHNER FORDERTE ‚NOTHING ELSE MATTERS“ ZUR MEDIKAMENTENGABE. DIE SCHWESTER SANG TAPFER – DER BLUTDRUCK BLIEB ERSTAUNLICH STABIL.

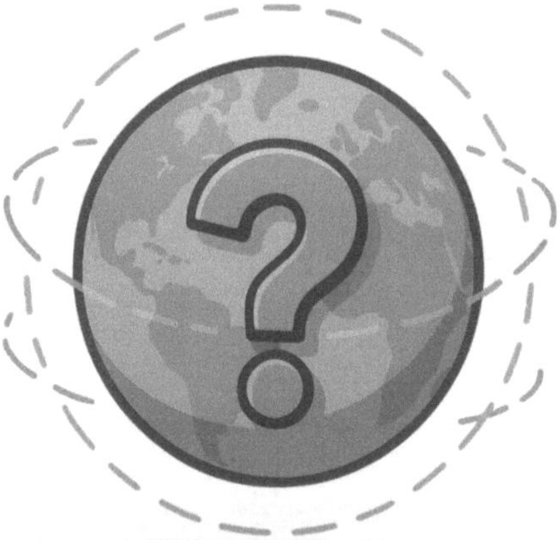

DER TEE-RITUS AUF DER INTENSIV (UK)

IN EINEM LONDONER KRANKENHAUS GIBT ES TÄGLICH UM 15 UHR ‚TEA TIME“, AUCH AUF DER ICU. PFLEGEKRÄFTE SERVIEREN TEE IN PORZELLANTASSEN MIT SAHNEGEBÄCK. EIN SCHÜLER VERWECHSELTE TEE MIT HARNSTREIFENBECHER. DER PATIENT NIPPTE, SCHAUTE KOMISCH, SAGTE ABER HÖFLICH: ‚INTERESTING FLAVOR.“

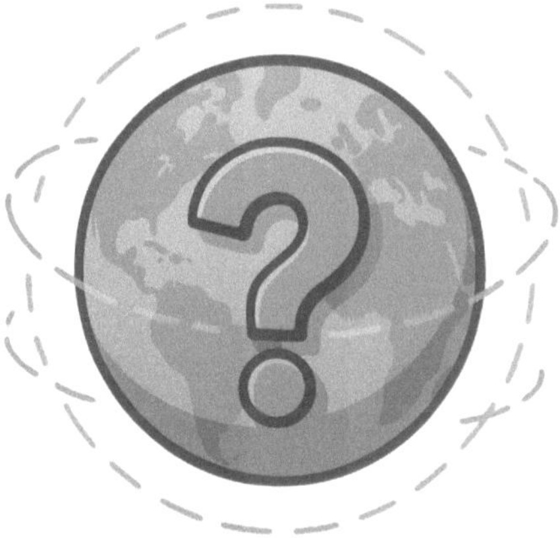

DIE DUFTLAMPE IM OP (BRASILIEN)

EIN CHEFARZT BESTAND DARAUF, BEI OPS EINE LAVENDEL-DUFTLAMPE ANZUZÜNDEN ZUR ‚AURA-STABILISIERUNG“. EINE SCHWESTER FRAGTE IRONISCH, OB AUCH KLANGSCHALEN DAZUKOMMEN. AM NÄCHSTEN TAG STAND EINE IM OP. SEITDEM WIRD JEDER NOTFALL MIT ‚OMMM“ EINGELEITET. DER KREISSAAL KLANG NIE SPIRITUELLER.

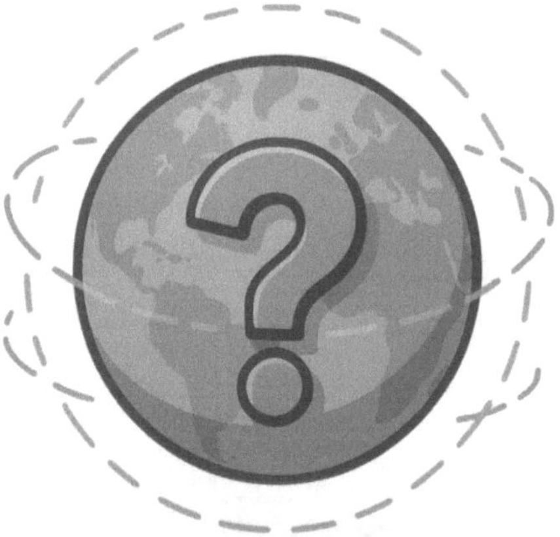

DIE FAMILIENBETEILIGUNG 3000+ (VIETNAM)

IN VIETNAM BRINGEN ANGEHÖRIGE HÄUFIG EIGENE MATTEN MIT UND ÜBERNACHTEN NEBEN DEN BETTEN DER PFLEGEBEDÜRFTIGEN. EINE DEUTSCHE AUSTAUSCHSCHWESTER ZÄHLTE IN EINER NACHT 11 PERSONEN IM 6-BETT-ZIMMER.

KOMMENTAR: „MEHR GÄSTE ALS BEIM LETZTEN KLASSENTREFFEN.“

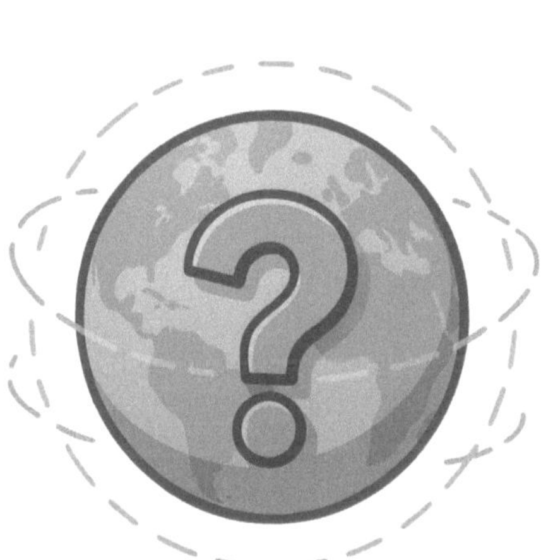

DIE KRANKENHAUSUNIFORM AUS SEIDE (CHINA)

IN EINEM PRIVATEN PFLEGEHEIM IN SHANGHAI TRAGEN PFLEGEKRÄFTE WEISSE SEIDENKITTEL – ANGEBLICH HYGIENISCHER UND ‚ENERGETISCH NEUTRAL“. EINE BESUCHERIN SAGTE: ‚SIE SEHEN AUS WIE MODELS.“ DIE ANTWORT: ‚DANN HOFFEN WIR, SIE ÜBERLEBEN DEN LAUFSTEG.“

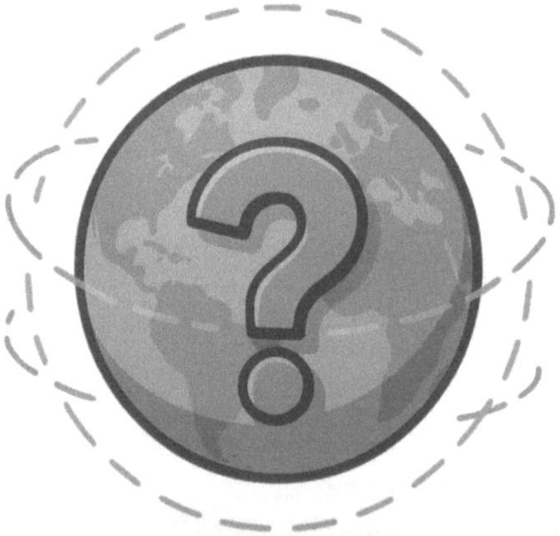

DIE FUSSPFLEGE MIT ZIEGENMILCH (MAROKKO)

IN EINEM LÄNDLICHEN PFLEGEHAUS WIRD ZIEGENMILCH ALS FUSSBAD GEGEN HORNHAUT VERWENDET. EINE FREIWILLIGE HELFERIN AUS BELGIEN FRAGTE, OB MAN DIE MILCH DANACH TRINKT. DER HAUSMEISTER SAGTE: „NUR, WENN DU MUT HAST.“ DIE ANTWORT BLIEB WORTLOS. DIE FÜSSE WAREN ABER WEICH.

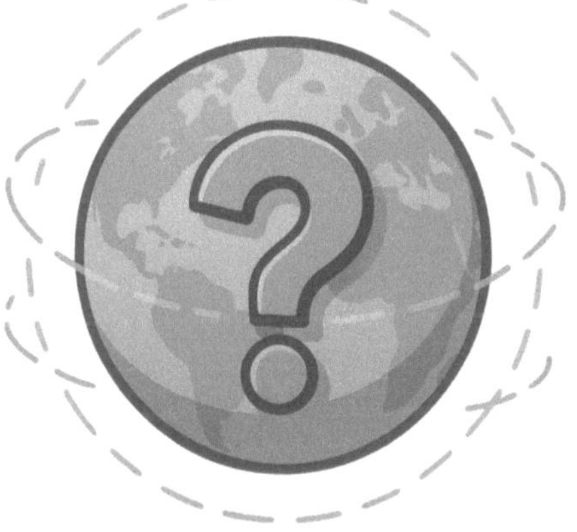

DER DREIFACHE HANDSCHLAG (NIGERIA)

IN MANCHEN REGIONEN NIGERIAS BEGINNT JEDE SCHICHTÜBERGABE MIT EINEM DREIFACHEN HANDSCHLAG ZWISCHEN PFLEGEKRÄFTEN – ALS ZEICHEN FÜR VERTRAUEN, KLARHEIT UND ‚KEINE VERGESSENEN TABLETTEN“. EIN DEUTSCHER PFLEGER WOLLTE ENTHUSIASTISCH MITMACHEN – UND FIEL RÜCKLINGS IN DEN WÄSCHEWAGEN.

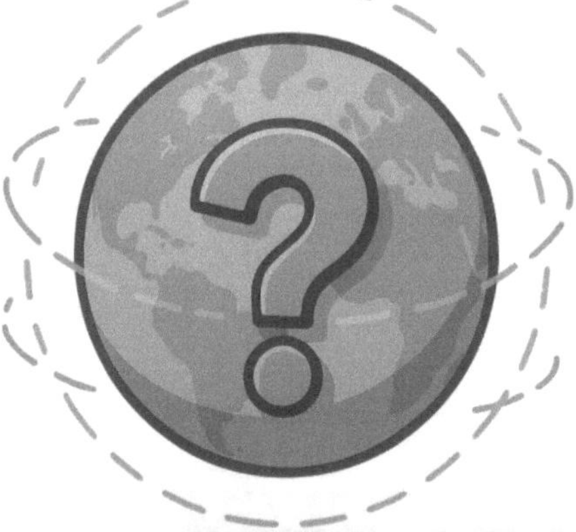

DER EIMER-CHECK (BOLIVIEN)

IN EINEM PFLEGEZENTRUM IN LA PAZ NUTZT MAN KLEINE, BUNT BEMALTE EIMER ZUR MEDIKAMENTENGABE – EINER PRO BEWOHNER. EIN DEUTSCHER FRAGTE: ‚WAS IST DENN DAS FÜR EIN SYSTEM?“ ANTWORT: ‚WIR HATTEN KEINE TABLETTENBECHER MEHR. JETZT IST ES KUNST.“

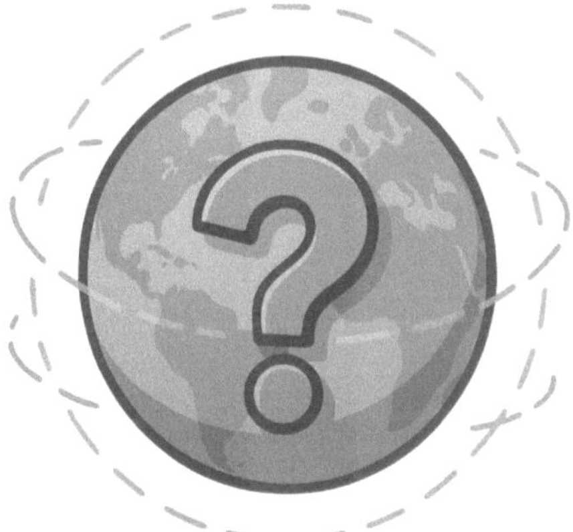

DIE KNOBLAUCHKETTE (GRIECHENLAND)

EIN ÄLTERER BEWOHNER BESTAND DARAUF, DASS SEINE PFLEGEKRAFT BEI JEDER SCHICHT EINE KNOBLAUCHKETTE TRUG – ‚ZUM SCHUTZ VOR DEM BÖSEN“. ALS DER SCHÜLER DAS VERGASS, WURDE IHM DAS FENSTER ZUGESCHOBEN. KOMMENTAR: ‚DU BRINGST PECH REIN!“ DER SCHÜLER KAM AM NÄCHSTEN TAG MIT ZEHN KNOLLEN UM DEN HALS.

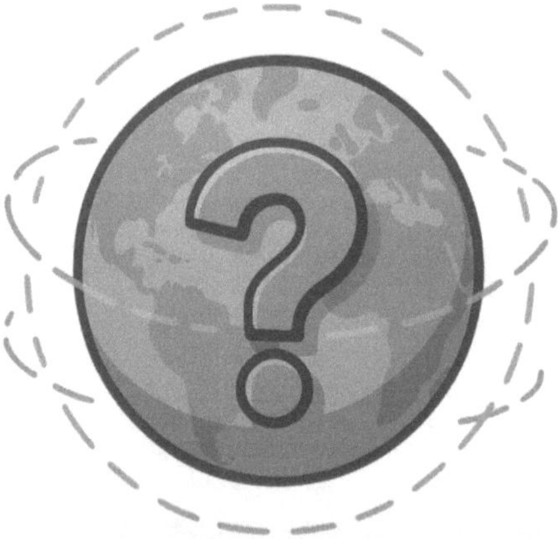

DIE KOPFMASSAGE ZUR DOKU (FRANKREICH)

EIN BEWOHNER BESTAND AUF EINE „BERUHIGUNGSMASSAGE“ NACH JEDER VITALZEICHENKONTROLLE.
KOMMENTAR: „NUR SO KANN ICH DEN BLUTDRUCK KORREKT LIEFERN.“ DIE PFLEGEKRAFT MASSIERTE – DER BLUTDRUCK WAR TROTZDEM ZU HOCH.
DER BEWOHNER: „DANN WAR’S ZU KURZ!“

DIE SELBSTDIAGNOSE MIT TAROTKARTEN (MEXIKO)

IN EINEM PFLEGEPROJEKT AM STADTRAND VON MEXIKO-STADT LAS EINE BEWOHNERIN JEDEN MORGEN TAROTKARTEN UND BESTIMMTE SELBST, OB SIE TABLETTEN NEHMEN SOLLTE. KOMMENTAR: ‚HEUTE SAGT DIE KARTE DER TOD – ICH NEHM NUR DEN SAFT.“ DIE PFLEGEKRAFT DOKUMENTIERTE DIPLOMATISCH: ‚BEWOHNERIN HEUTE SPIRITUELL SELBSTVERSORGT.“

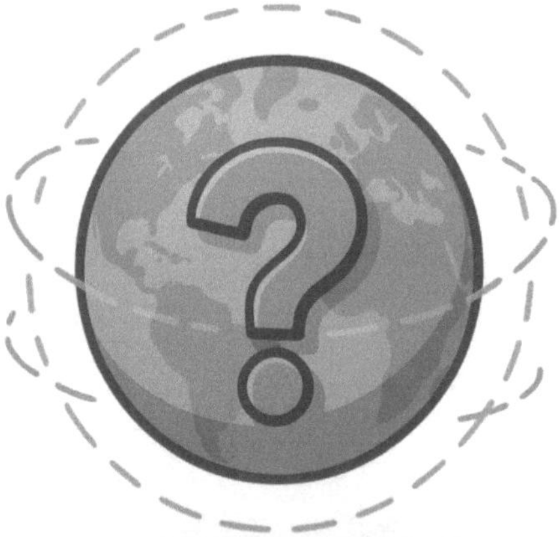

DAS TIER AUF REZEPT (AUSTRALIEN)

IN EINEM HEIM IN SYDNEY DÜRFEN SICH BEWOHNER:INNEN BEI SEELISCHEM TIEF EIN ‚TAGES-TIER“ WÜNSCHEN. ZUR AUSWAHL STEHEN: WELLENSITTICH, ZWERGKANINCHEN, THERAPIEHUND ODER EIN STOFF-KOALA. EIN BEWOHNER WÄHLTE DEN KOALA, KLEBTE IHM EIN NAMENSSCHILD AN: ‚OBERARZT KUSCHLIG“. DER KAM MIT ZUR VISITE.

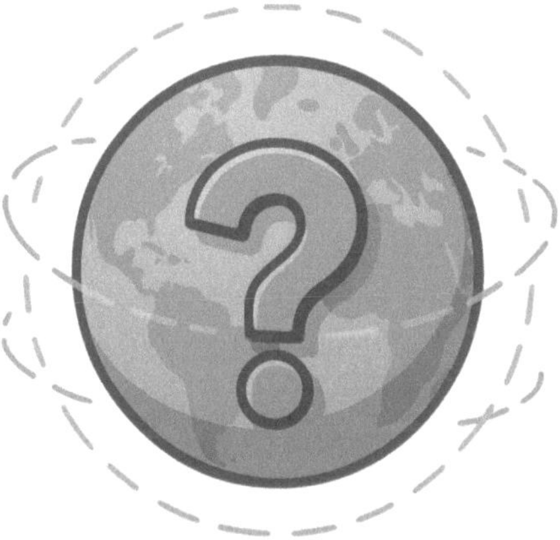

DIE MEDIKATION MIT TANZEINLAGE (KUBA)

EIN PFLEGER AUF KUBA TANZTE WÄHREND DER MEDIKAMENTENGABE SALSA ‚ZUR AUFLOCKERUNG“. DER BEWOHNER ANTWORTETE MIT HÜFTBEWEGUNGEN IM BETT. KOMMENTAR DER SCHWESTER: ‚DIE WERTE SIND ZWAR GLEICH, ABER DIE STIMMUNG IST TOP.“ OFFIZIELL JETZT: TANZTHERAPIE PLUS IBUPROFEN.

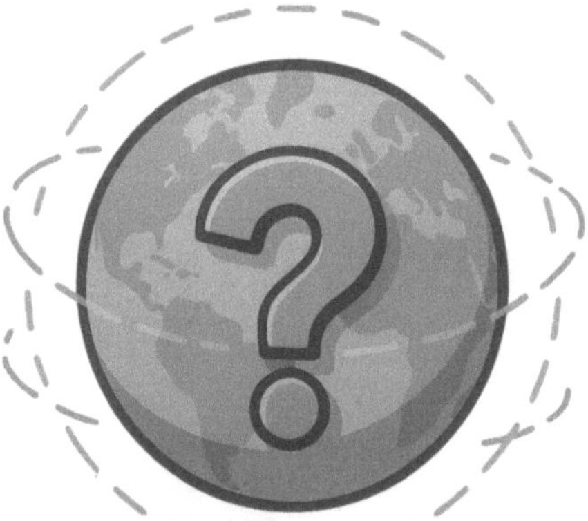

DER KOKOSNUSSVERBAND (PHILIPPINEN)

EINE BEWOHNERIN BESTAND DARAUF, IHRE WUNDE MIT ‚KOKOSNUSSÖL UND BANANENBLATT“ VERSORGEN ZU LASSEN ‚WIE FRÜHER AUF DER INSEL“. DIE PFLEGEKRAFT WOLLTE ERST PROTESTIEREN, DANN DOKUMENTIERTE SIE EINFACH: ‚TRADITIONELLE VERBANDTECHNIK – TROPISCH DUFTEND.“

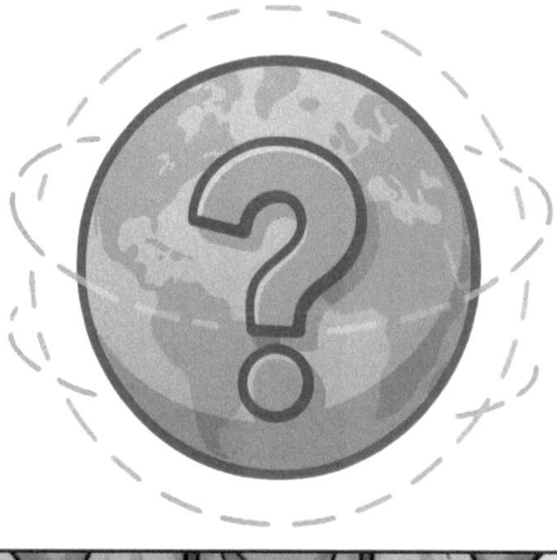

DIE WHATSAPP-VISITE (PORTUGAL)

EIN HEIMBEWOHNER LIESS SICH TÄGLICH PER WHATSAPP VON SEINER TOCHTER DURCHCHECKEN – INKLUSIVE VIDEOANRUF WÄHREND DER MEDIKAMENTENGABE. KOMMENTAR DER TOCHTER: ‚ICH WILL NUR SICHER SEIN.“ KOMMENTAR DER PFLEGEKRAFT: ‚UND ICH WILL FEIERABEND.“ ALLE DREI EINIGTEN SICH AUF 12 UHR. MEISTENS.

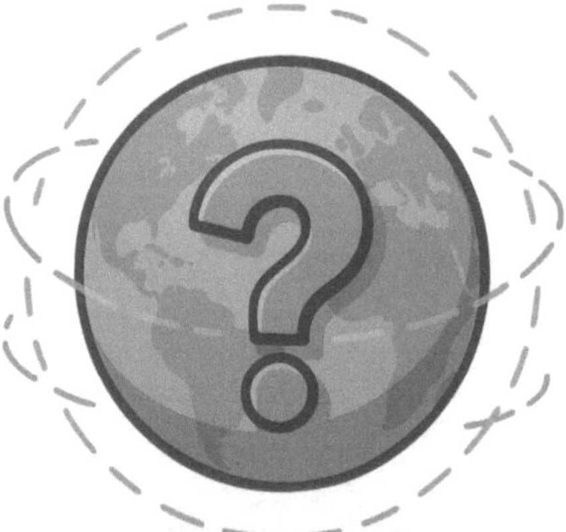

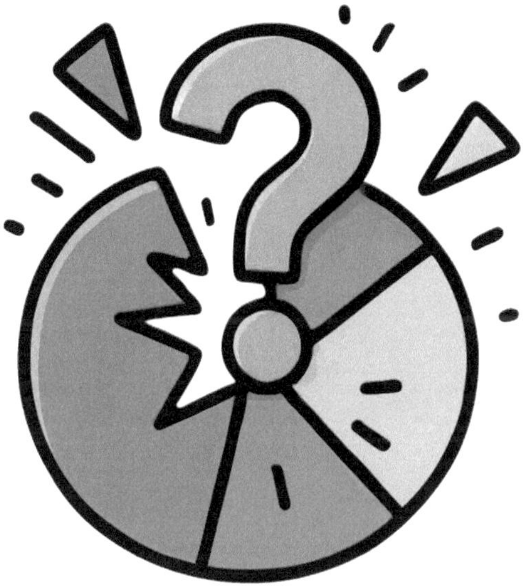

ZAHLEN, DATEN, WAHNSINN.

DIE WANDERNDE PROTHESE TEIL 3 (FINALE)

NACH EINER WOCHE OHNE SICHTKONTAKT WURDE DIE LEGENDÄRE PROTHESE ERNEUT VERMISST. FUNDORT: IM INNEREN DES KAFFEEAUTOMATEN. LAUT DOKU: ‚ZAHNPROTHESE BLOCKIERTE BRÜHKOPF – ENTNOMMEN, GESPÜLT, RÜCKGEFÜHRT.“ SEITHER TRÄGT SIE EIN BESCHRIFTETES ETUI MIT GPS-AUFKLEBER. AUF STATION WIRD SIE NUR NOCH ‚ZAHNSTEIN 007“ GENANNT.

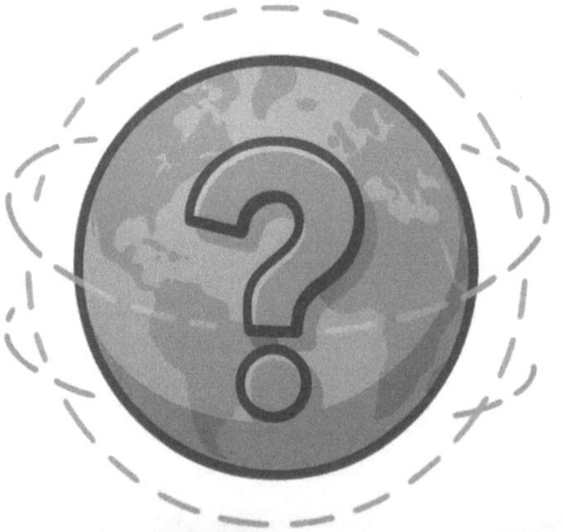

9.341 SCHRITTE UND KEIN APPLAUS

EINE PFLEGEKRAFT ZÄHLTE MIT FITNESS-TRACKER IM FRÜHDIENST 9.341 SCHRITTE. KOMMENTAR: „UND DAS WAR EIN RUHIGER TAG.“ EIN KOLLEGE VERGLICH: „DAS IST MEHR ALS MEIN HUND BEI DREI GASSIRUNDEN.“ STUDIE ABGESCHLOSSEN: HUND 1 – PFLEGEKRAFT 0.

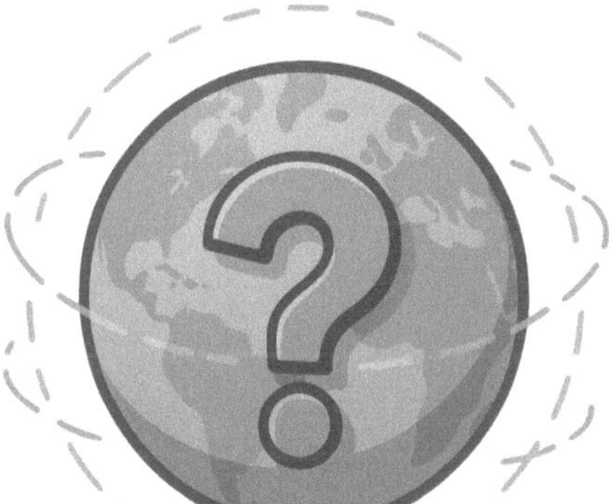

STUDIE: PFLEGEKRÄFTE TRINKEN KAFFEE – VIEL.

LAUT EINER UNTERSUCHUNG KONSUMIEREN PFLEGEKRÄFTE IM SCHNITT 4,1 TASSEN KAFFEE PRO SCHICHT. IN DER NACHTSCHICHT SOGAR BIS ZU 6. INOFFIZIELL LIEGT DER REKORD BEI 11. DER AUTOMAT WURDE NACH DER FRÜHSCHICHT GESPERRT – AUS SELBSTSCHUTZ.

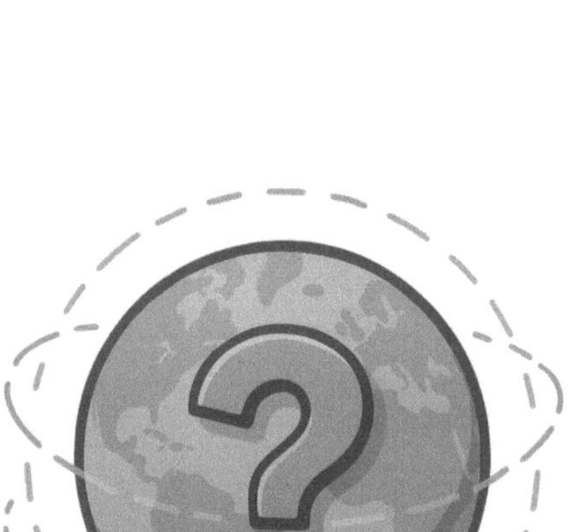

PATIENTENVERWECHSLUNG AUF DEM PAPIER

EIN PATIENT WURDE DREIMAL IN EINER WOCHE ALS „ROLLSTUHLFAHRER MIT DIABETES“ DOKUMENTIERT, OBWOHL ER WEDER DIABETES HATTE NOCH IM ROLLSTUHL SASS. KOMMENTAR DES SCHÜLERS: „ICH HAB EINFACH DEN TEXT VON GESTERN ÜBERNOMMEN – SCHIEN PLAUSIBEL.“

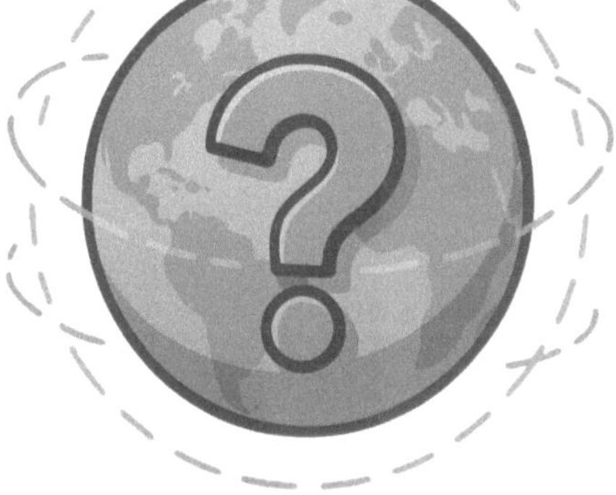

LÄNGSTE ÜBERGABE DER WELT

EINE ÜBERGABE DAUERTE LAUT DOKU 1 STUNDE UND 47 MINUTEN – FÜR 6 PATIENTEN. KOMMENTAR DER PFLEGERIN: ‚WIR HATTEN GESPRÄCHSBEDARF.“ KOMMENTAR DER SPÄTSCHICHT: ‚DANACH BRAUCHTE ICH ’NE ÜBERGABE ZUR ÜBERGABE.“

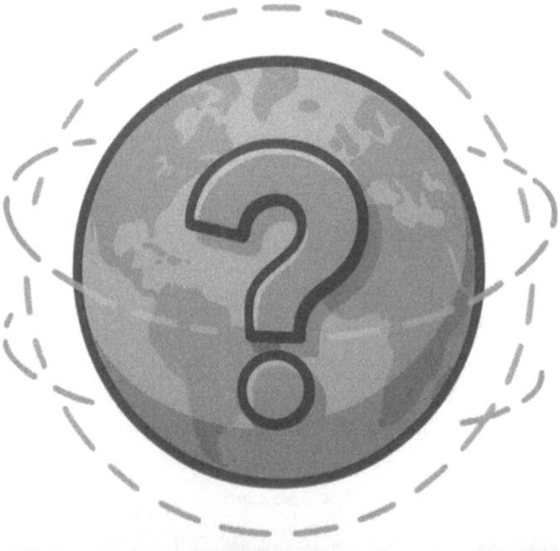

DIAGNOSTIK PER GERUCHSSINN

EIN KOLLEGE ROCH MORGENS AN EINEM BEWOHNER UND SAGTE: „DAS IST EIN BLASENKATHETER-INFEKT.“ LABORERGEBNIS: POSITIV. SEITDEM HEISST ER NUR NOCH „DIE MENSCHLICHE NASE“. DAS RIECHZENTRUM IST OFFIZIELL UNBESTECHLICH.

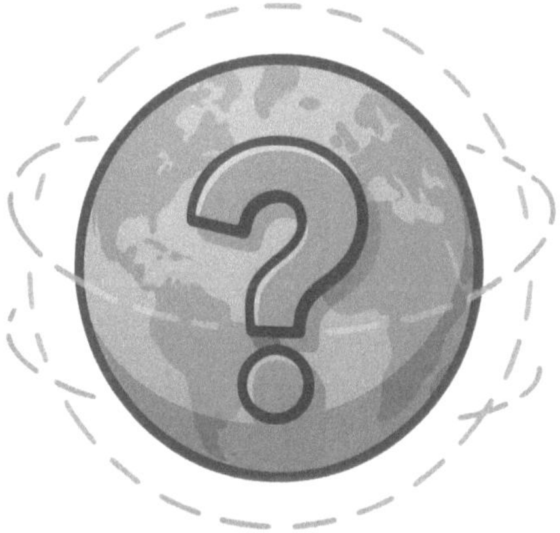

DIE PUDDING-BILANZ

IN EINEM MONAT WURDEN 314 PORTIONEN VANILLEPUDDING SERVIERT – EXAKT 6 WURDEN GEGESSEN. EINE FACHKRAFT KOMMENTIERTE: ‚WEGEN KONSISTENZ, GESCHMACK UND MISSTRAUEN.“ EMPFEHLUNG: AUSTAUSCH GEGEN APFELMUS. ERGEBNIS: VERBRAUCH STIEG AUF 28 PORTIONEN. STILL KEINE REVOLUTION.

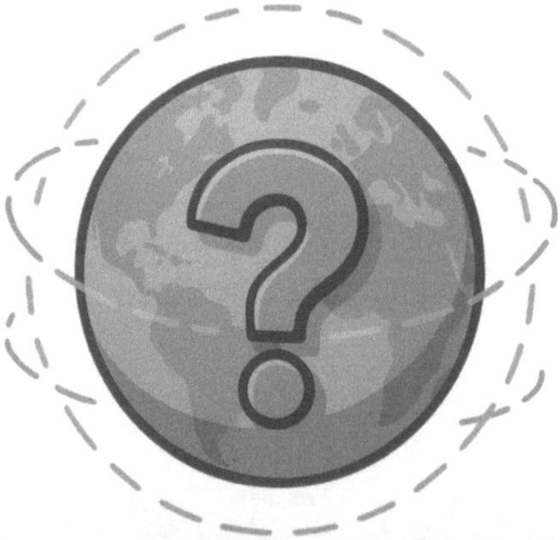

STUHLGANG UM 8:15 UHR WIE JEDEN TAG

EIN BEWOHNER HATTE ÜBER 200 TAGE LANG EXAKT ZUR SELBEN UHRZEIT STUHLGANG. DOKU: ‚08:15 UHR, NORMAL.“ KOMMENTAR: ‚MAN KANN DEN WECKER DANACH STELLEN.“ UND TATSÄCHLICH: DER SCHÜLER STELLTE SEINEN. UND KAM EINMAL ZU SPÄT. KONSEQUENZ: VERWARNUNG – FÜR IHN, NICHT DEN BEWOHNER.

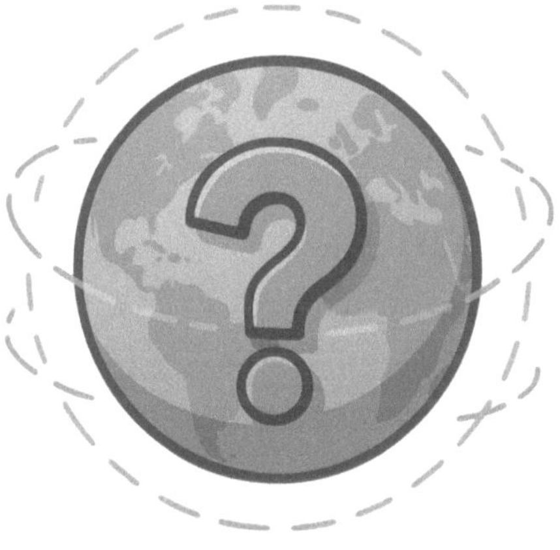

DIE PFLEGEKRAFT MIT DEM NOTFALLFINGER

EINE PFLEGEKRAFT ERKANNTE NOTFÄLLE ANGEBLICH DURCH EIN „ZIEHEN IM RECHTEN KLEINEN FINGER“. NACH ZWEI DOKUMENTIERTEN VORFÄLLEN TRAF DAS ZU. KOMMENTAR: „IST WIE SPIDERMAN, NUR IN PFLEGE.“ STUDIE WURDE ABGELEHNT – WEGEN MANGEL AN VERGLEICHSMATERIAL.

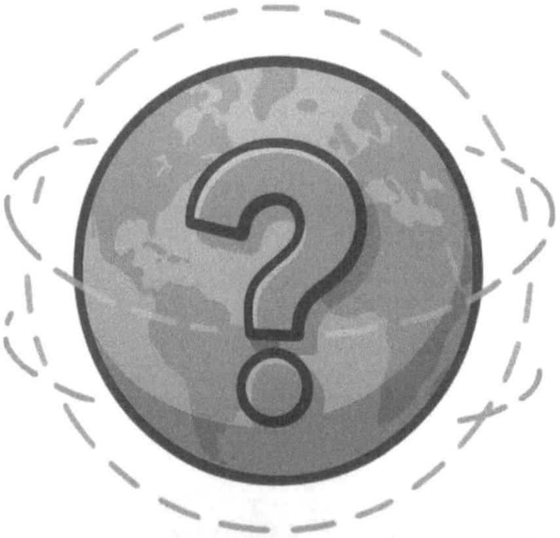

12 MINUTEN DOKUMENTATION PRO BEWOHNER

EINE INTERNE ERHEBUNG ERGAB: PRO BEWOHNER FALLEN TÄGLICH IM SCHNITT 12 MINUTEN DOKU AN. MULTIPLIZIERT MIT 30 BEWOHNERN ERGIBT DAS 6 STUNDEN DOKU. DIE SCHICHT DAUERT 8. BLEIBEN 2 STUNDEN FÜR ALLES ANDERE – ALSO: KAFFEE, RENNEN, PFLEGE UND EXISTENZ.

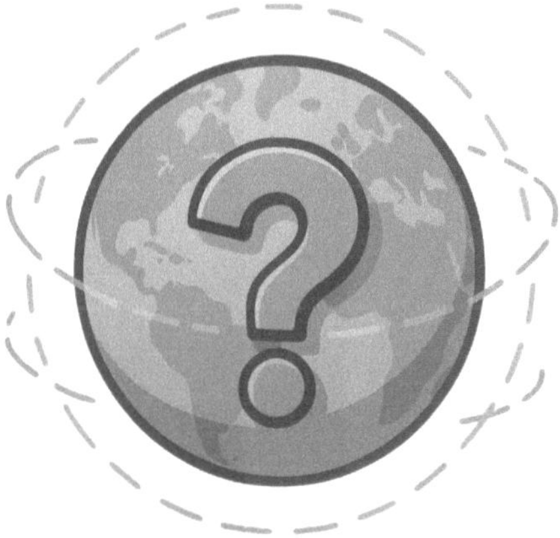

MEDIKAMENTENAUSGABE MIT FARBCODE

EIN AZUBI VERTEILTE MEDIKAMENTE ANHAND DER TABLETTENFARBE. KOMMENTAR: ‚ICH MERK MIR DAS BESSER ALS MIT NAMEN.“ DER FEHLER FIEL AUF, ALS EINE GRÜNE TABLETTE NICHT ZUR DOKUMENTATION PASSTE. DER AZUBI ERKLÄRTE: ‚ICH DACHTE, GRÜN IST BERUHIGUNG.“ ERGEBNIS: GRÜNE FARBE WURDE VERBANNT.

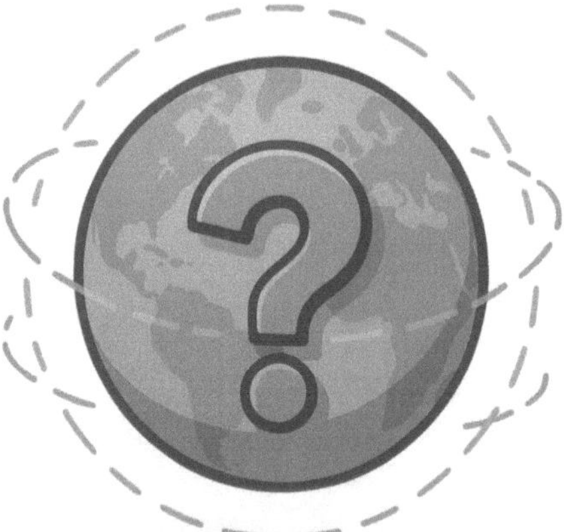

DER WÄSCHEVERBRAUCH PRO BEWOHNER

EINE STATION ZÄHLTE 21 HANDTÜCHER IN ZWEI TAGEN – FÜR EINEN EINZIGEN BEWOHNER. GRUND: „ER DUSCHT GERNE. UND AUSGIEBIG.“ KOMMENTAR DER HAUSWIRTSCHAFT: „DER IST SAUBERER ALS MEIN AUTO NACH DER WASCHANLAGE.“

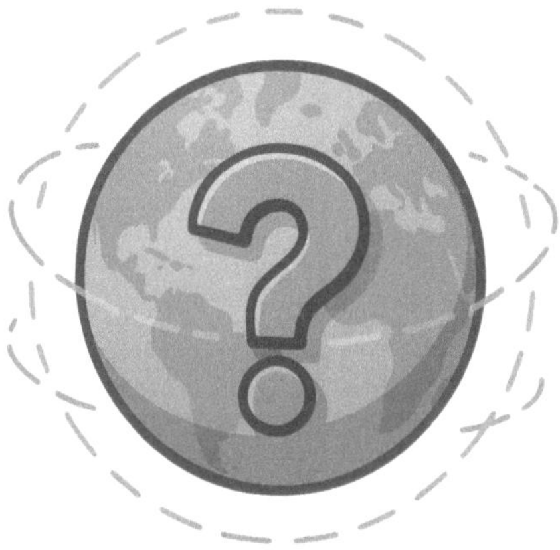

DER MONATSVERBRAUCH AN EINMALHANDSCHUHEN

IM MAI WURDEN AUF EINER STATION 13.140 EINMALHANDSCHUHE VERBRAUCHT. ERKLÄRUNG: ‚DOPPELHANDSCHUHE BEI BESTIMMTEN BEWOHNERN, DREIFACH BEI ANDEREN.“ KOMMENTAR DER PFLEGEKRAFT: ‚WENN ICH DIE DOKU MIT HANDSCHUHEN SCHREIBEN KÖNNTE, WÜRD ICH DAS AUCH TUN.“

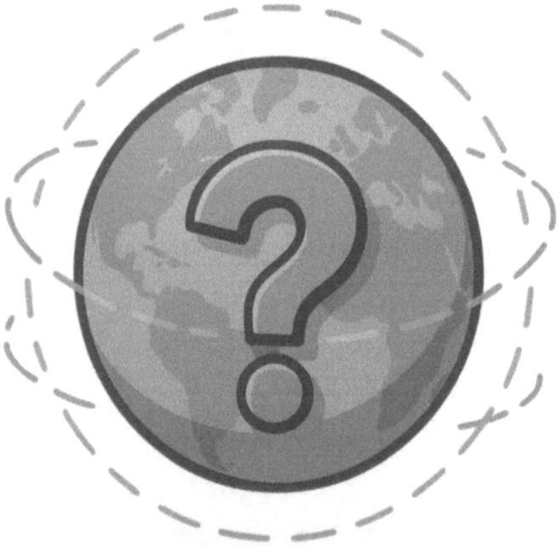

DIE EINWEGWINDEL MIT SERIENNUMMER

EIN BEWOHNER BESTAND DARAUF, DASS JEDE WINDEL ‚PERSÖNLICH GEPRÜFT“ WIRD. ER MARKIERTE SIE MIT FILZSTIFT-NUMMERN. ALS EINE NEUE PFLEGEKRAFT VERSEHENTLICH ZWEI GLEICHE NUMMERN AUSGAB, SAGTE ER: ‚DIE WAR NICHT AUTORISIERT.“

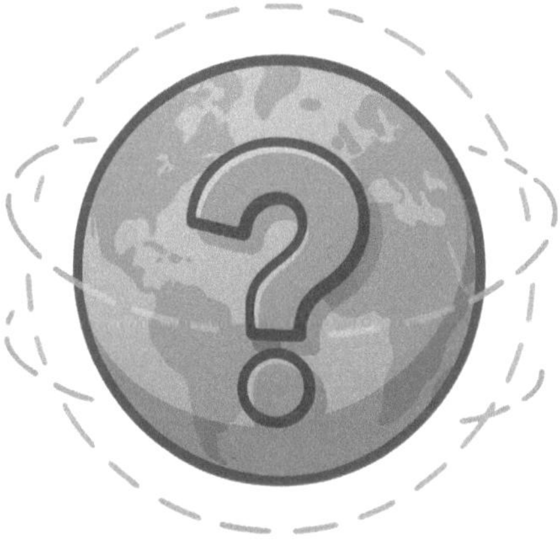

DURCHSCHNITTLICHER KAFFEEVERLUST

STATISTIK: PFLEGEKRÄFTE TRINKEN IHREN KAFFEE SELTEN AUS. IM DURCHSCHNITT BLEIBEN 2,3 SCHLUCK ÜBRIG – KALT, VERGESSEN ODER ABGESTELLT. KOMMENTAR: ‚KÖNNTE MAN SAMMELN UND ZUR NACHTSCHICHT AUFWÄRMEN.“

DIE LÄNGSTE MEDIKAMENTENVERWEIGERUNG

EINE BEWOHNERIN VERWEIGERTE 42 TAGE LANG IHRE TABLETTEN – MIT TÄGLICH WECHSELNDER BEGRÜNDUNG. VON ‚DIE MONDPHASE IST UNGÜNSTIG“ BIS ‚ICH HABE HEUTE EINEN ANDEREN KÖRPERRHYTHMUS.“ DIE PFLEGE DOKUMENTIERTE: ‚COMPLIANCE TAGESABHÄNGIG UND WETTERFÜHLIG.“

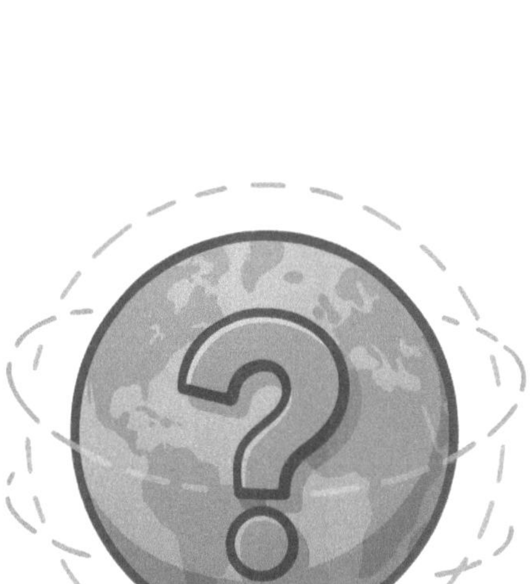

DIE STATIONSSTATISTIK IM RÜCKWÄRTSGANG

EIN KOLLEGE VERSUCHTE, DIE MONATSSTATISTIK RÜCKWÄRTS ZU LESEN – „UM NEUE ERKENNTNISSE ZU GEWINNEN." KOMMENTAR: „RÜCKWÄRTS GELESEN SIEHT DER TREND BESSER AUS." ERGEBNIS: KEINE VERBESSERUNG, ABER INTERESSANTE WORTNEUSCHÖPFUNGEN.

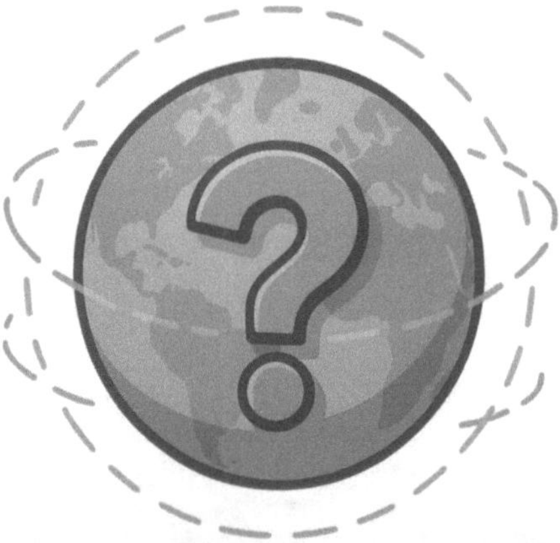

DIE DOKUMENTATIONSZEIT PRO SCHLUCK WASSER

EIN SCHÜLER RECHNETE AUS, DASS DAS DOKUMENTIEREN EINES SCHLUCKES WASSER („PATIENTIN TRINKT EIGENSTÄNDIG“) LÄNGER DAUERT ALS DAS TRINKEN SELBST. VERHÄLTNIS: 1:4. LÖSUNGSVORSCHLAG: TRINKENDE PATIENTEN MIT KAMERA ERFASSEN – WURDE ABGELEHNT.

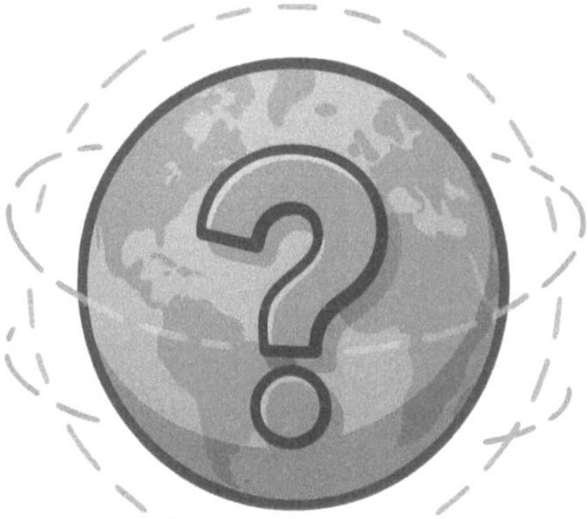

DIE BLUTDRUCKMESSUNG MIT GESANG

EIN BEWOHNER LIESS SICH NUR DEN BLUTDRUCK MESSEN, WENN DABEI GESUNGEN WURDE. LIEBLINGSLIED: ‚GRIECHISCHER WEIN“. DIE PFLEGEKRAFT SANG, DER BLUTDRUCK WAR ERSTAUNLICH STABIL. KOMMENTAR: ‚VIELLEICHT LAG’S AUCH AM WEIN.“

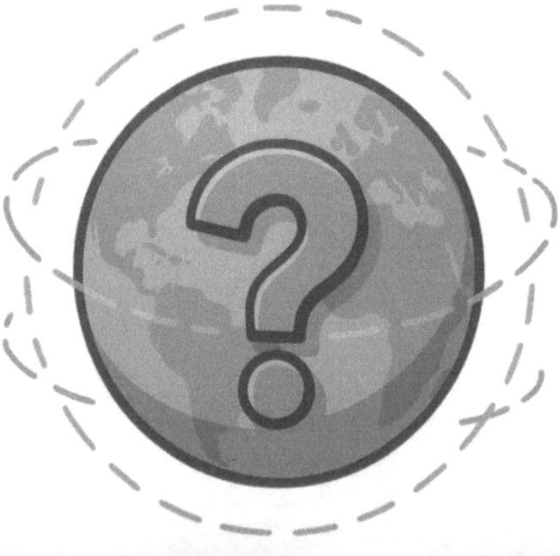

VITALWERTE BEI MONDSCHEIN

EIN KOLLEGE SCHWOR DARAUF, DASS DER MOND DEN BLUTDRUCK BEEINFLUSST. ER DOKUMENTIERTE IMMER DEN MONDSTAND. DER ARZT FRAGTE: ‚WAS SOLL DAS?“ DER KOLLEGE ANTWORTETE: ‚WISSENSCHAFT!“. DER EINTRAG WURDE GESTRICHEN – NICHT DER GLAUBE.

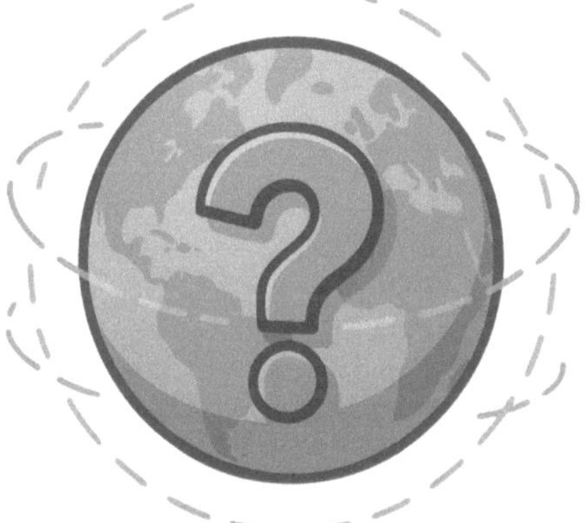

STATISTISCHE HOCHRECHNUNG ZUR FRÜHSTÜCKSLAUNE

EINE PFLEGEKRAFT STELLTE FEST: BEWOHNER, DIE TOAST ESSEN, SIND LAUTER. BRÖTCHEN-FRÜHSTÜCKER SIND FREUNDLICHER. MÜSLI-LEUTE SCHWEIGEN. DIE THESE WURDE INTERN DISKUTIERT. ERGEBNIS: TOAST VERBOTEN – MÜSLI SUBVENTIONIERT.

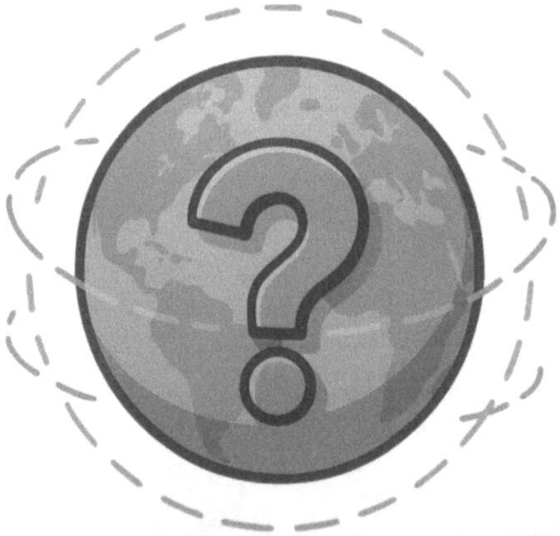

DIE VERMISSTENQUOTE FÜR KUGELSCHREIBER

EINE STATION ZÄHLTE 114 VERSCHWUNDENE KUGELSCHREIBER IN 3 MONATEN. VERDACHT: INTERNER KUGELSCHREIBER-SCHWARZMARKT.

EIN SCHÜLER FAND 8 STÜCK IN EINEM BETTKASTEN. KOMMENTAR: „DIE STIFTE WOLLTEN WOHL AUCH MAL LIEGEN.“

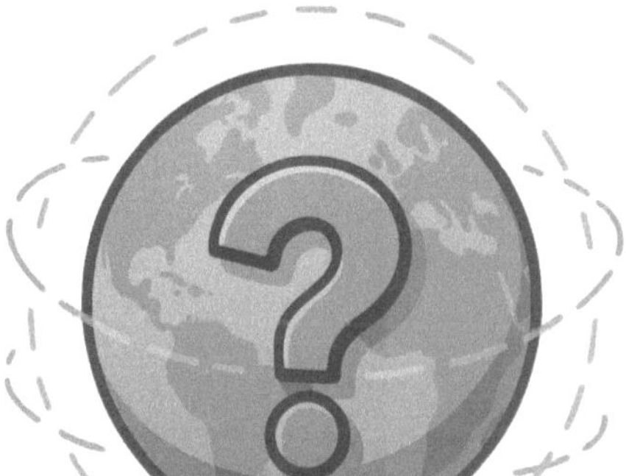

DIE PAUSENZEIT LAUT THEORIE VS. REALITÄT

THEORIE LAUT ARBEITSZEITGESETZ: 30 MINUTEN PAUSE. REALITÄT LAUT DIENSTPLAN: „WENN'S PASST." DIE LÄNGSTE NACHWEISBARE PAUSE LAG BEI 17 MINUTEN – INKLUSIVE TOILETTENGANG, KAFFEE HOLEN, SCHLUCK TRINKEN, ZURÜCKFLITZEN. KOMMENTAR: „REICHT FÜR EIN POWERNICKEN."

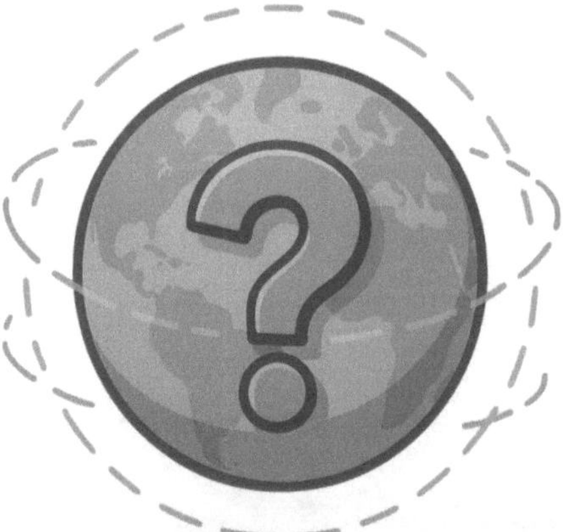

DIE TAG-NACHT-VERWIRRUNG DER DOKU-APP

EIN AZUBI TRUG NACHTS UM 3 UHR EIN: „BEWOHNER SCHLÄFT, RUHIGER EINDRUCK.“ DIE APP KORRIGIERTE AUTOMATISCH AUF „MITTAGSSCHLAF“. ERGEBNIS: DREI TAGE SPÄTER FRAGTE DER ARZT, WARUM DER BEWOHNER TÄGLICH UM 3 UHR MITTAGS IM TIEFSCHLAF LIEGT.

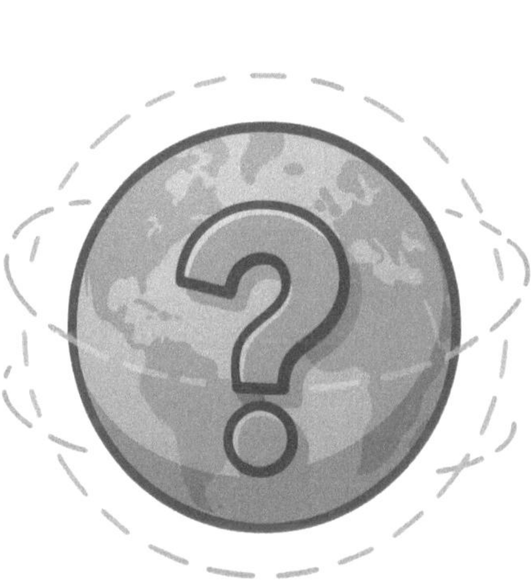

DER „DATENMÜLL“-ORDNER

EINE PFLEGEKRAFT SAMMELTE ÜBER 2 JAHRE ALLE „SINNFREIEN“ DOKU-EINTRÄGE IN EINEM WORD-DOKUMENT. LÄNGE: 47 SEITEN. TITEL: „PFLEGEWISSEN, DAS KEINER BRAUCHT, ABER ALLE LACHEN.“ DARAUS WURDE... NA JA – DIESES BUCH.

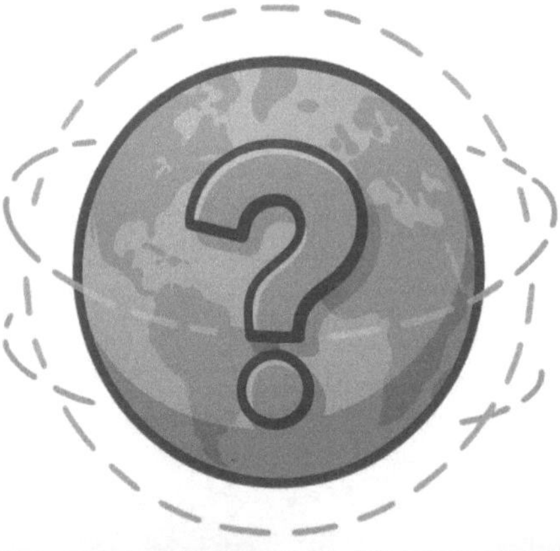

WANDA WUNDE WIRD VERTRETEN DURCH:
MICHAEL GRÜBL
IM TAL 25
97464 OBERWERRN

RBEIPACKZETTEL – RECHTLICHES MIT NEBENWIRKUNGEN

ANWENDUNGSGEBIET:

DIESES BUCH DIENT DER AKUTEN AUFLOCKERUNG VON PFLEGESCHICHTEN, DEM GEZIELTEN TRAINING DER LACHMUSKULATUR SOWIE DEM FREUNDLICHEN STIRNRUNZELN ÜBER ABSURDE SITUATIONEN.

DOSIERUNG: NACH BEDARF – BEI NEBENWIRKUNGEN BITTE WEITERBLÄTTERN.

WIRKSTOFF:

FIKTION, FANTASIE, PFLEGEHUMOR, FAKTENWAHNSINN – IN WECHSELNDER KONZENTRATION.

WARNHINWEISE:

DIESES BUCH ENTHÄLT TEILS FREI ERFUNDENE, TEILS ÜBERTRIEBEN DARGESTELLTE ODER REALISTISCH ÜBERZEICHNETE ANEKDOTEN UND SZENEN AUS DEM PFLEGEALLTAG.

ES WURDE MIT SATIRISCHER UND UNTERHALTSAMER ABSICHT GESCHRIEBEN – NICHT ZUR FACHLICHEN WEITERBILDUNG UND NICHT ZUR NACHAHMUNG IM DIENST GEEIGNET.

RECHTLICHE HINWEISE:

Printed in Poland
by Amazon Fulfillment
Poland Sp. z o.o., Wrocław

54834264R00066